건강과 다이어트를 동시에 잡는 7대 3의 법칙

채소·과일식

단순하면서 자연스러운 가장 효과적인 식단

건강과 다이어트를
동시에 잡는
7대 3의 법칙

채소
·과일식

글　조승우

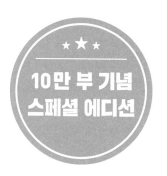

10만 부 기념
스페셜 에디션

바이북스
ByBooks

단순하면서 자연스러운
방법이 가장 효과적인 다이어트

다이어트는 고도 비만의 환자가 하는 것이 아니다. 질병을 예방하고 치유할 수 있는 가장 강력한 방법이다. 살을 빼기 위한 다이어트가 아니다. 건강을 회복하면 살은 저절로 빠진다. 이 책에서는 요요현상 없이 다이어트를 하고 평생 할 수 있는 방법을 제시한다. 가장 단순하고 효과적인 자연스러운 방법이다. 부작용이 없고 돈이 많이 들지도 않는다. 다이어트를 해야만 하는 이유를 알고 나서 자연스럽게 하면 된다. 재밌는 이론과 쉬운 실천방법을 이 책 한 권에 다 담았다.

살이 찌는 이유는 몸에 쌓이는 독소 때문이다. 독소를 배출하는 속도보다 쌓이는 속도가 빨라지면 살이 찌기 시작한다. 다이어트의 핵심은 독소 청소다. 독소를 배출하고 먹어도 독소가 쌓이지 않는 유일한 음식을 먹어야 한다. 죽은 음식이 아닌 살아 있는 음식을 먹어야 한다. 가공식품이 아닌 채소·과일식이 정답이다. 가공식품과 화학첨가제의 진실을 소개한다. 채소·과일식을 손쉽게 할 수 있는 방법부터 3주 프로그램을 통해 식단관리하는 방법까지 알려준다.

치킨과 맥주를 먹을 때도 있다. 돈가스와 감자튀김을 먹고 김밥과 컵라면을 먹을 때도 있을 것이다. 이런 상황에 맞춘 다이어트 방법을 제시했다. 무조건 채소·과일식만 먹는 채식주의자가 되어야 한다는 책이 아니다. 평생 사용할 수 있는 건강을 유지하고 질병을 예방할 수 있는 방법을 알려준다. 여러분은 책을 처음부터 끝까지 열린 마음으로 읽기만 하면 된다. 진실을 알고 나면 자연스럽게 행동으로 옮겨질 것이다. 실천하자마자 하루만에도 달라진 내 몸의 변화를 느끼게 될 것이다.

이 책을 읽고 나면 몸에 좋다는 건강기능식품 방송을 보고 먹어야 할까 하는 고민을 더 이상 하지 않아도 된다. 자연산 100% 건강기능식품은 없다. 모두 가공되는 순간 화학품이 들어간다. 가공식품에 들어간 설탕과 화학첨가제의 진실을 알 수 있다. 이익을 위해 진실을 감추는 것이 식품회사와 제약회사다. 내 돈으로 내 몸을 상해가면서 그들의 주머니를 두둑하게 만들어주지 않을 수 있게 된다. 병원에서도 포기한 원인 모를 만성질환인 두통, 생리통, 비염, 아토피부터 고혈압, 당뇨, 심장질환에서 벗어날 방법을 얻게 된다.

이 책의 특징은 먼저 보고 싶은 목차 부분부터 봐도 된다는 것이다. 그만큼 각 목차마다 실용적인 정보를 이해하기 쉽게 정리했다. 실천법을 먼저 보고 싶다면 그렇게 해도 좋다. 순차적으로 읽어 끝까지 읽는 마지막 순간에 건강하게 하는 평생 다이어트 방법을 알게 되리라 확신한다. 3개월 15kg을 요요 없이 감량하는 방법, 만성질환 고혈압, 당뇨부터 암, 임산부인 경우까지 상황별 효과적인 방법도 제시했으니 적극적으로 활용하길 바란다. 고혈압과 당뇨약에서 벗어날 수 있는 방법이 분명히 있다.

건강을 회복하고 평생 유지해나갈 수 있는 방법은 채소·과일식뿐이다. 이 책을 통해 진실을 접하고 나면 실천할 수밖에 없게 될 것이다. 진리는 단순하다. 7백만 년 동안 인류가 생존하며 먹었던 것을 먹으면 된다. 먹는 것부터 자연으로 돌아가자. 이 책에서 제시하는 방법을 오늘부터 바로 실천해보자. 2주 후에 달라진 내 몸의 긍정적인 변화를 느끼게 될 것이다. 에너지가 넘치는 감사하고 행복한 삶이 시작된다.

목차

PART 1

 채소·과일식을 해야 하는 이유

PART 2

 채소 · 과일식 잘하는 방법

PART 3

 채소 · 과일식을 잘하기 위해 알아야 할 지식들

PART 4

채소·과일식 실전 케이스

PART 5

다이어트를 위한 채소·과일식

PART 6

채소 · 과일식을 잘하기 위한 그 외 지식들

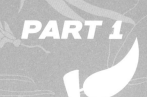

PART 1

채소·과일식을
해야 하는 이유

건강과 다이어트의 성공 비법

채소·과일식을 하면 평생 건강하며
다이어트에도 성공할 수 있다

인간은 평생 동안 평균 70여 톤의 음식물을 섭취한다. 농경사회와 산업혁명을 거쳐 과잉 섭취 문제가 생겼다. 가공식품으로 인해 몸에 쌓인 독소는 질병을 가져왔다. 비만은 질병의 원인이다. 질병의 치료는 몸에 독소 배출에서부터 시작한다. 가공되지 않은 자연에서 온 그대로인 음식이 답이다. 채소·과일식으로 질병을 예방하고 벗어날 수 있다. 진실은 단순하다. 인류가 오랜 시간동안 먹어왔던 채소·과일식으로 돌아가는 것이 가장 단순하고 효과적인 방법이다.

비만은 살기 위한 우리 몸의 몸부림이다

현생 인류는 호모사피엔스 종이다. 지혜로운 사람이란 뜻이다. 7백만 년이라는 긴 진화과정 동안 최종 살아남은 훌륭한 종이다. 호모사피엔스와 99.6%의 유전자가 같은 침팬지는 여전히 숲에서 바나나를 먹고 산다. 인간은 1만 년 전부터 수렵채집 생활을 끝내고 농경생활을 시작했다. 산업혁명을 기점으로 불과 수백 년 동안 넘쳐나는 먹거리 속에서 살고 있다. 자연의 법칙에서 벗어난 결과는 인류의 생존을 위협하는 비만이라는 질병이다. 어디에서부터 잘못된 것일까? 어떻게 하면 신(자연)이 우리에게 준 질병 없이 자연사하는 죽음을 맞이할 수 있을까?

"만병의 근원은 비만에서 온다"는 "만병의 근원은 스트레스다"와 함께 사용되고 있다. 비만이란 무엇일까? 단순히 많이 먹고 적게 움직여 살이 찐 결과물일까? 절대 그렇지 않다. 적게 먹고 많이 움직여도 살이 찐 경우도 있다. 비만은 현재 우리 몸이 보내는 강력한 생존 신호다. 몸에 쌓인 독소가 뇌와 심장으로 가는 것을 막고자 지방으로 축적되는 작용이다. 인간이 생명을 유지하기 위해서는 필수적인 것 3가지를 들 수 있다. 공기, 물, 음식이다. 인간은 음식을 통해 에너지를 얻어 활동하는 생체 시스템을 갖고 있다. 음식으로 인해 생존의 문제가 생긴 것이 비만이다.

다이어트는 일반적으로 살을 뺀다는 뜻으로 쓰인다. 다이어트는 살을 일부러 빼는 개념이 아니다. 건강을 회복하면 살은 저절로 빠진다. 다이어트는 평생 해야 할 숙제가 아니다. 질병을 예방하고 치유할 수 있는 가장 강력한 방법이다. 살을 빼는 것이 목적이 아니라 건강해지는 목적이 다이어트다. 그러나 당장 살을 빼는 것에만 집중해서 시중의 여러 다이어트 방법들을 시도하는 경우, 그 결과는 요요현상으로 더욱 망가진 몸 상태다. 건강해지면 살은 저절로 빠진다. 이 원리를 깨우쳐 근본적인 접근을 해야 한다.

다이어트 상담을 하다보면 비만의 심각성에 대해서는 잘 안다. 문제는 평생 할 수 있는 방법을 모른다는 것이다. 중요한 것은 실생활에서 지속사용 가능한 방법이다. 건강을 회복하고 유지해나갈 수 있는 방법은 채소·과일식뿐이다. 단순하고 자연스런 진리를 외면한 채 가공된 기능식품과 약을 찾아서는 안 된다. 주기적으로 유행하고 계속 새로 나오는 다이어트 방법으로는 절대 성공할 수가 없다. 비만의 원인인 식습관의 변화를 가져와야만 다이어트를 성공할 수 있다.

비만의 원인은 독소, 해독으로 예방이 가능하다

중국 한나라 명의로 유명한 화타가 있다. 화타의 3형제에 관한 일화다. 화타는 '침(침술)과 약, 수술로 죽은 자도 살려내는 명의', 둘째 형은 '작은 병일 때 알아내 큰 병을 막는 예방의', 큰형은 '병이 나기 전 얼굴색을 보고 근본 원인을 제거하는 신의'로 불리운다. 화타는 큰 병에 걸린 환자를 치료하다보니 유명해졌다고 한다. 병을 예방하고 아프기 전에 치유하는 것이 진짜 명의라고 한다. 비만도 원인을 알면 반드시 예방할 수 있는 증상이다.

《동의보감》에는 '식약동원食藥同原'이라는 표현이 나온다. 음식과 약은 기원이 같다는 말이다. 서양의학의 아버지라 불리는 히포크라

테스도 같은 말을 했다. "음식으로 고치지 못하는 병은 약으로 고치지 못한다." 이처럼 음식은 인간에게 중요한 역할을 한다. 7백만 년간 한 번도 접해보지 못한 가공식품들은 인간의 몸이 완벽히 소화할 수 없다. 이로 인해 쌓인 독소들은 비만이 된다. 핵심은 어떤 음식을 어떻게 먹느냐이다. 음식으로 몸을 해독하고 처음부터 독소가 쌓이지 않게 할 수 있다.

몸은 100조 개 이상의 세포로 구성되어 있다. 수천억 개의 세포가 매일 죽고 새로운 세포로 대체된다. 새로운 세포를 만드는 에너지원은 음식이다. 다이어트에 좋다는 식품을 계속 찾아나선다. 불행히 그 어떠한 제품도 다이어트를 평생 해결해 줄 수 없다. 가공된 기능식품들로 인해 몸에 독소는 더 쌓여갈 뿐이다. 살은 더 쪄가고 또다시 홈쇼핑에서 새로운 다이어트 제품을 찾는다. 잘못된 식습관은 방치한 채 한방에 해결해 줄 무언가를 끊임없이 찾는 것. 요요를 벗어날 수 없는 이유다.

유행에 따라 탄수화물을 많이 먹고 지방을 적게 먹어보기도 한다 (고탄저지). 그 방법이 효과가 없자 탄수화물을 적게 먹고 지방을 많이 먹어본다(저탄고지). 이번에는 단백질 섭취를 높이며 운동에 많은 시간을 투자한다. 몸의 불균형을 초래하고 에너지 고갈로 인해 폭식하게 되어 살은 더 찐다. 돈과 시간을 새로 나온 다이어트 방법에 투자할수록 몸은 더욱 엉망진창이 되어간다. 방법은 간단하나. 몸에 독소가 쌓이지 않는 채소·과일식을 하면 된다. 해독을 해주고 영양소를 골고루 섭취할 수 있는 것은 살아 있는 음식인 채소·과일식뿐이다.

칼로리 계산에서 벗어나라

다이어트 관련 음식뿐 아니라 가공식품에도 적혀 있는 것이 칼로리다. 칼로리는 물 온도를 1℃ 올리는 데 필요한 열량을 의미한다. 미국의 영양학자가 만든 개념으로 100년이 넘었다. 칼로리를 기준으로 음식을 제한하고 운동을 하는 다이어트 방법은 소용없음이 밝혀졌다. 인체 시스템은 단순하지가 않다. 먹는 음식부터 채소·과일식으로 바꾸어야 평생 다이어트에 성공할 수 있다. 자연의 순리인 채소·과일식은 인간이 만든 단순한 칼로리 적용 대상이 아니라는 인식의 전환이 필요하다.

불과 50년 전까지만 해도 전문가들은 비만은 무엇을 먹는지와는 상관없이 칼로리를 너무 많이 섭취했기 때문이라고 했다. 그 당시는 의사들이 흰 가운을 입고 담배와 탄산음료 광고를 했으며 심지어 임산부까지 흡연 광고에 등장했다. 술, 담배, 탄산, 커피가 몸에 좋지 않다는 것이 밝혀졌다. 비만과 칼로리는 아무 상관이 없다는 것도 확인되었다. 여전히 칼로리에서 벗어나지 못하고 무엇을 먹었는지가 아닌 칼로리를 얼마나 섭취했는지에만 집착한다.

칼로리는 음식이 갖고 있는 열량을 수치화한 것이다. 가공식품들이 몸에 나쁘지만은 않다는 인식을 주기 위한 방법으로 활용된다. 높은 열량의 과일보다는 낮은 열량의 비스킷이 다이어트에 더 효과적이고 혈당 관리에도 좋은 건강한 음식처럼 착각하게 만든다. 이러한 계산방식에서 벗어나 자연으로 돌아가 생각하면 된다. 동물들은 절대 칼로리 계산을 하며 먹지 않는다. 가장 신선하고 몸에 건강한 것을 본능적으로 먹는다. 인간만이 식품사업으로 인하여 몸에 나쁜 음식을 비싼 돈을 주고 사 먹는 행위를 수백 년간 해오기 시작했다.

칼로리 계산을 바탕으로 채소·과일식이 가공식품과 건강기능식품들로 대체되기 시작했다. 인위적으로 만든 식품은 효과는커녕 몸에 나쁜 부작용만 가져온다는 사실을 깨달아야 한다. 다이어트 식품들을 팔기 위해 소비자를 현혹하는 데 사용되는 것이 칼로리 계산이다. 칼로리에 구애받지 않고 먹을 수 있는 유일한 음식은 채소·과일식이다. 평생 먹을 수 있는 것이 진실이다. 인류가 7백만 년간 먹어온 채소·과일식은 절대 비만을 가져 오지 않는다. 비만의 해결책은 오늘부터 당장 채소·과일식을 하는 것이다.

비만은 단순히 체중이 늘어난 것이 아닌 몸이 경고를 주는 이상 신호다. 독소는 몸에서 노폐물을 배출하는 속도보다 쌓이는 속도가 빠르면 생긴다. 독소가 많아질수록 살이 찌고 아프게 된다. 다이어트는 단순한 체중감량이 아닌 독소를 청소하는 작업이다. 몸을 깨끗이 청소하면 비만과 질병을 예방할 수 있다. 채소·과일식을 하면 몸에 독소가 최소한으로 생기며 배출이 지속적으로 이루어진다. 채소·과일식을 하면 복잡하게 칼로리 계산을 할 필요가 없다. 또한 참으면서 먹어야 하는 맛없는 식단이 아니다. 바로 실천할 수 있고 평생 할 수 있는 가장 단순하면서 자연스러운 방법이 채소·과일식이다.

먹는 것만큼 중요한 소화

채소 · 과일식은 일반식보다 소화하는 데
시간이 8배 더 적다

에너지를 통해 인체 시스템은 작동된다. 에너지는 소화에서 얻는다. 에너지를 얻는 연료는 음식이다. 중요한 과정으로 소화를 하는 데 가장 큰 에너지가 사용된다. 가공식품을 먹은 만큼 불필요한 소화 에너지가 쓰인다. 몸에는 독소가 계속 쌓인다. 독소를 제거하기 위해 에너지가 필요하다. 소화에 드는 에너지를 최소화해야 하는 이유다. 채소·과일식이 소화를 하는데 에너지가 가장 적게 든다. 독소를 제거하는데 가장 효율적인 음식이 채소·과일식이다.

소화의 중요성

캘리포니아대학교 로스앤젤레스UCLA의 교수인 로이 월포드 박사의 유명한 생쥐 실험이 있다. 그는 면역학과 노인학, 노화 작용에 있어서 거장이다. 생쥐는 보통 2년을 산다. 월포드 박사 실험을 적용한 생쥐는 2배나 더 살았다. 사람으로 치면 160살 이상을 산 셈이다. 장수뿐 아니라 암이나 심장병에도 거의 걸리지 않았다. 그가 적용한 실험은 그저 1주일에 5일만 먹이를 주는 것이었다. 이틀은 단식을 통해 소화기관에 휴식을 부여한 것뿐이다. 소식을 하면 소화기관이 일을 덜 하게 되고 건강하게 장수한다는 연구 결과다.

소식하면 장수한다는 것은 많은 사람들이 알고 있다. 왜 그런지 깊게 생각하지는 않았을 것이다. 소화할 때 사용되는 에너지 소모가 가장 크다. 그로 인해 장기가 빨리 노화되며 여러 가지 질병으로 이어진다. 불필요한 에너지 소비가 적어지는 만큼 수명이 늘어나는 원리다. 수도승, 스님, 종교인 등 수행을 하며 채소·과일식을 하는 이들 중 배가 나오고 비만인 경우를 본 적이 있는가? 대부분은 고령이 넘을수록 더욱 눈빛이 살아 있고 피부가 좋으며 현명해지는 것을 알 수 있다. 소화기관을 쉬게 하면 사용할 에너지는 늘어난다.

동양에서는 복福, 서양에서는 운luck이라는 말을 쓴다. 부모 복, 남편 복, 아내 복, 자식 복, 승진 복, 출세 복 등 이중 가장 중요한 것은 무엇일까? 바로 명命복이다. 아무리 좋은 다른 복들이 있어도 빨리 죽어버리면 소용이 없다. 인간의 수명에 직접적으로 작용하는 기능이 소화다. 일반적인 음식은 보통 위에서 머무르는 시간이 3~4시간이다. 채소·과일식은 30분에 불과하다. 소화를 위해 사용되는 에너지가 적다. 흡수를 통해 얻어지는 에너지는 훨씬 크다. 어떤 음식을 위주로 먹는지가 수명을 결정짓는다.

2017년 노벨 생리의학상 수상은 미국의 세 교수에게 수여되었다. 낮과 밤의 24시간 주기 작동 원리를 규명한 연구다. 생체리듬의 주기가 깨지면 호르몬의 영향으로 비만과 당뇨병으로 이어지는 내용이다. 당연한 자연의 법칙을 호르몬의 작동 원리로 밝혀낸 셈이다. 가장 중요한 부분은 밤에 음식을 안 먹는 것이다. 휴식과 수면으로 회복되어야 할 시간에 음식을 소화시키느라 많은 에너지를 소비하게 된다. 인슐린, 렙틴, 멜라토닌, 코르티솔 등 어려운 호르몬 작동 기전은 굳이 몰라도 된다. 자연의 섭리를 따르기만 하면 된다.

이러한 연구 결과를 바탕으로 시간제한 다이어트 방법이 나왔다. 저녁 8시부터 다음 날 아침 8시까지 12시간은 무조건 공복을 유지하기만 해도 비만을 예방한다는 것이다. 중요하게 지켜야 할 원칙은 저녁 8시 이후로 먹어서는 안 된다는 것이다. 저녁에는 몸 안에 쌓인 독소를 청소하는 데 에너지가 사용된다. 음식이 들어오는 순간 우선적으로 많은 에너지가 위장에 사용된다. 독이 들어오는 것을 막기 위한 인체 시스템의 결과다. 야식은 독소를 청소하기도 전에 다른 독소가 몸에 더 쌓이게 하는 행위다. 자주 많이 먹는다고 해서 에너지가 생기지 않는다.

에너지를 갖기 위해서는 무엇이 필요할까? 연료 즉 음식이다. 어떤 음식을 먹는지가 중요한 이유다. 소화 시스템은 소화 외에도 흡수한 영양분을 다른 장기와 상호작용을 통해 세포에 보낸다. 몸에 쌓인 쓰레기를 배출한다. 엄청난 에너지가 사용되는 이유이다. 좋은 에너지를 얻기 위해서는 좋은 음식을 먹으면 된다. 각종 화학첨가제와 정제 소금과 정제 설탕이 들어간 가공식품을 먹지 않으면 된다. 살아 있는 신선한 채소·과일식을 하면 몸은 저절로 독소 청소를 해나간다. 건강을 유지하며 장수하는 비결이 채소·과일식이다.

독소 청소의 중요성

몸에 독소가 쌓여 불편할 때 먼저 나타나는 증상은 식욕부진이다. 소화에 사용되는 많은 에너지를 회복하는 데 사용하기 위한 자가치유 현상이다. 동물들도 마찬가지다. 몸이 다쳤을 때는 본능적으로 섭취를 제한한다. 몸이 회복될 때까지 휴식을 취한다. 이러한 현상은 아이들에게서 쉽게 발견할 수 있다. 아이들 역시 아픈 곳이 있으면 음식을 먹지 않는다. 쉬면서 몸 안에 독소를 배출하는 데 에너지를 집중하는 것이다. 이때 일부러 밥이나 죽을 먹는 것보다 채소·과일식이 회복에 훨씬 도움이 된다.

예방의학은 단순히 증상을 진단하고 약을 처방하는 데만 집중하지 않는다. 치료가 아닌 예방을 우선으로 한다. 혈압약, 당뇨약을 처방하기 전에 환자의 식생활습관을 파악한다. 독소 청소를 위해 자연식으로 식단을 개선하는 작업이 이루어진다. 약은 증상만을 완화시킬 뿐 근본적인 독소 배출을 하지 못하기 때문이다. 아픈 몸을 치료하는 첫 번째이자 가장 우선적인 것이 음식이다. 질병의 원인은 제대로 된 음식을 먹지 않아서 오는 것이다. 독소가 쌓이지 않게 가공식품이 아닌 채소·과일식을 먹어야 한다.

병원에 갔을 때 의사에게 "가공식품 섭취를 중단하고 채소·과일식으로 살을 빼면 저절로 건강해집니다"라는 말을 듣기는 매우 어렵다. 결코 돈이 되지 않기 때문이다. 예방의학이 생긴 지 얼마 되지 않은 이유다. 좋은 음식을 먹는 것만큼 중요한 것이 독소 청소다. 질병은 결코 하루 이틀에 갑자기 생기지 않는다. 매일 접하는 생활환경에서 독소가 쌓여 나타나는 결과가 질병이다. 내 몸에 독소가 많이 쌓였다고 알리는 것이 통증과 불편한 증상들이다. 질병은 내 몸이 주는 경고신호를 계속 무시했을 때 찾아온다. 독소 청소를 잘할 때 질병을 예방할 수 있다.

소화를 잘할 때 몸은 에너지를 얻고 독소 배출을 잘한다. 소화하는 데 에너지가 가장 많이 사용된다. 소화가 잘되기 위해서는 30분만 걸리는 채소·과일식을 해야 한다. 에너지는 독소 청소에도 사용된다. 독소 청소를 잘하기 위해 저녁 8시부터 12시간은 음식섭취를 안 해야 한다. 독소가 많이 쌓일 때 통증과 불편한 증상들이 나타난다. 지속적인 독소 배출이 잘 안 될 때 질병이 된다. 좋은 에너지를 얻고 독소 청소로 질병을 예방하기 위해 채소·과일식을 해야 한다.

암과 심장병을 예방하려면?

채소 · 과일식을 하면
암과 심장병도 예방할 수 있다

　통계청 자료에 따르면 한국인의 사망원인 1위는 암, 2위는 심장질환, 3위는 폐렴, 4위는 뇌혈관 질환이다. 고령자들의 사망원인에 폐렴이 많은 것을 감안하면 실질적인 3위는 뇌혈관질환으로 볼 수도 있다. 애석하게도 5위는 자살이다. UN(국제연합기구) 발표에 따르면 대한민국의 행복지수는 146개국 중 59위다. 암과 심장질환의 사망자 수는 꾸준히 늘고 있다. 의학기술과 약은 좋아지고 있는데 사망자 수는 왜 매년 늘어나는지 생각해봐야 한다. 원인은 놔둔 채 증상에만 집중하고 있는 치료이기 때문이다. 원인은 독소다. 독소를 배출하고 쌓이지 않게 하는 가장 좋은 방법은 채소·과일식이다.

과잉 섭취로 인해 생기는 질병인 암과 심장병

호모사피엔스는 4백만 년 동안 하루에 한두 끼, 육식은 한 달에 한두 번 정도 했다. 농경생활 시작인 1만 년 전부터나 배불리 먹기 시작했다. 인간의 몸에는 기아 상태를 대비해 지방을 저장하는 체중조절 시스템이 생겼다. 우리나라도 불과 50년 전까지 쌀 대신 보리를 먹었다. 흰쌀밥에 소고기는 귀족들이 먹던 부의 상징이었다. 지금은 모든 것이 넘쳐나는 시대다. 특히 가공육을 비롯한 7백만 년 동안 처음 접하는 화학첨가제가 들어간 가공식품을 먹는다. 몸이 적응하지 못하며 독소가 쌓이고 질병이 생기는 것은 당연한 결과다.

사람들은 암에 대한 두려움을 가지고 있다. 암이 죽음에 직결되는 질병임은 틀림없다. 암은 자연의 기본적인 현상 중 하나라는 것을 인식하는 순간 더 이상 공포의 대상이 아니다. 혈관질환으로 보면 심장질환과 뇌혈관질환을 합한 사망자는 암으로 인한 사망자 수보다 더 많다. 심장병 환자 4명 중에 1명에게 나타나는 최초의 증상은 사망이다. 혈관을 좁히고 막히게 하는 것은 동물성 기름이다. 몸이 주는 신호를 계속 무시하다 사망에 이르게 된 것이다. 암과 심장병은 정복하고 싸워 이겨야 하는 대상이 아니다. 몸의 치유과정 중 나타나는 자연스러운 증상이다. 인식의 전환이 일어날 때 비로소 치료가 아닌 예방을 할 수 있다.

암은 절대 짧은 시간 안에 오지 않는다. 암세포가 생겨 자리를 잡는 데는 최소 10년이 걸린다. 불과 3개월 전 건강검진 때만 해도 멀쩡

건강과 다이어트를 동시에 잡는 7대 3의 법칙 채소과일식

했는데 갑자기 암 진단을 받는 것은 현재 검진 수준이 그 정도이기 때문이다. 암 말기 판정으로 사망 선고를 받은 환자들이 자연으로 돌아가 3개월 후에 완치되는 경우는 더 이상 기적의 사례가 아니다. 암이 생긴 근본 원인을 해결했기 때문이다. 독소를 제거하고 더 이상 몸에 넣지도 쌓아두지도 않는 생활을 한 덕분이다. 현실은 폐암에 걸려 지푸라기라도 잡는 심정으로 구충제까지 먹는다.

혈관질환 역시 마찬가지다. 동물성 지방의 과잉 섭취로 기름(콜레스테롤)이 혈관을 막아갈 때 몸은 먼저 살이 찐다. 몸이 주는 경고의 메시지를 계속 무시한다. 식생활 습관은 그대로 둔 채 고지혈증과 콜레스테롤에 관련된 기능식품과 약을 먹는다. 독소를 청소하고 배출하기 위한 자연치유 과정을 열심히 하고 있는 몸에 다른 강력한 폭탄을 던지는 셈이다. 가장 먼저 해야 할 것은 아무 음식이나 먹지 않는 것이다. 병원을 찾기 전 채소·과일식으로 몸을 해독하는 것이 진짜 치료이자 예방의 첫 걸음이다.

통합치료란 음식으로 질병을 치유시키는 것

암 전문의는 암에 걸렸을 때 어떤 치료를 선호할까? 캐나다 맥길대학 폐암 전문의에게 화학요법 치료를 할 것인지 묻자 무려 75%가 하지 않겠다고 했다. 의사들도 증상을 완화시키는 요법이 근본치료법이 아니라는 것을 안다는 것이다. 질병을 치료하고 예방하는 핵심은 건강한 음식에서부터 시작한다. 동양인은 채식과 쌀 위주로, 서양인은 육류 위주의 식사가 적합하다는 주장도 있었다. 이러한 통념은 오래전에 깨졌다. 이는 식문화에서 비롯된 것이지 건강을 위해 먹도록 진화하지 않았다. 많은 관련 연구를 통해 밝혀졌다.

미국의 3대 암센터인 메모리얼 슬론 캐터링, 존스홉킨스 의대, MD앤더슨 암센터는 모두 통합의료센터를 운영하고 있다. 수술, 항암화학, 방사선인 표준암 치료와 함께 한방, 영양요법, 심신요법(명상, 요가, 마사지, 웃음치료, 예술치료 등) 등의 통합치료를 병행한다. 미국 국립암센터 역시 한약, 명상, 영양치료 등 대체요법을 표준암 치료와 함께하도록 권고한다. 일본국립암연구소는 2009년부터 육군자탕과 반하사심탕, 억간산 등의 한약을 사용해왔다. 항암제 부작용을 줄이고 말기 암 환자의 삶의 질을 높여주는 한약의 작용원리를 분석하고 있다. 이는 식물로 이루어진 한약 즉 음식으로 치료하는 것을 의미한다.

미국조차도 한방과 양방 협진을 하고 있다. 한방의 종주국인 우리나라의 현실은 어떨까? 미국 암센터에서 한약을 쓰는 것조차 모르는 의사가 많다. 안타깝게도 여전히 국가암관리 종합계획에 한의학이 배제되고 있다. 한약은 미국에서는 천연생약, 자연성분natural product으로 구성된 약으로 본다. 한약은 인위적으로 가공된 화학물이 아닌 자연에서 온 음식으로 인체에 부작용이 가장 없는 것이다. 현재의 우리나라 암 치료 방식만을 따르면 세계 유명한 암 전문 병원들의 통합치료 방식을 놓치는 것이다.

암 환자들과 상담을 하다 보면 너무나 안타까운 경우가 많다. 특히 항암치료를 받는 중임에도 불구하고 소고기를 과잉 섭취하는 경우라거나 여전히 백미를 먹고 심지어 커피, 라면, 빵도 먹는 경우가 그렇다. 살이 계속 빠지면 힘이 떨어지니 주위에서 소고기를 먹는 게 좋다고 하여 먹는다. 커피는 하루 한잔 정도는 괜찮다고 병원 핑계를 댄다. 병원은 절대 환자의 인생을 책임저주지 않는다는 걸 명심해야 한다. 항암 부작용을 줄여주는 천연생약이 아니더라도 채소·과일식만으로도 충분히 몸의 자가치유력을 높여줄 수 있다.

암과 심장병을 예방하는 방법

TV 채널을 돌리면 금방 접하는 광고가 있다. 각종 암, 심장마비, 뇌졸중, 치매에 관련된 보험 광고다. 인생에 있어 예외 없이 누구에게나 질병이 찾아온다는 공포마케팅의 대표 사례다. 보험을 들면 마치 모든 대비책이 준비된 것 같은 착각을 일으키게 만든다. 보험이 질병의 충분한 대비책이 된다고 생각하는가? 절대 보험은 질병을 예방해주지 않는다. 삶을 더욱 행복하게 만들어주지도 않는다. 아프고 나서 하는 것은 치료다. 아프기 전에 예방을 할 때 삶의 수준이 올라간다. 진리는 단순하다. 먹는 것에서부터 출발하면 된다.

통증으로 인해 병원에 가서 의사에게 "독소가 쌓였다고 몸이 주는 경고신호니 가공식품 섭취를 제한하고 채소·과일식으로 체중조절부터 하면 됩니다"라는 말을 들어본 적이 있는가? 예방의학이 뒤늦게 연구되고 현재에도 예산편성이 현저히 낮은 이유는 돈이 되지 않기 때문이다. 모든 질병의 출발은 음식이라는 사실은 외면한 채 증상만을 치료하는 것이 돈이 된다. 암과 심장병을 정복하기 위한 연구는 전적으로 예방하기 위한 연구일까? 그렇지 않다. 그렇게 되면 수많은 제약업계와 의료단체들은 망한다. 그들은 절대 예방하는 법에 많은 관심을 두지 않는다. 그것이 진실이다.

이 책의 전제가 되는 조건이 있다. 술과 가공식품은 가끔 허용되지만 절대로 해서는 안 되는 한 가지가 있다. 바로 담배다. 흡연만큼은 어떠한 경우에도 허용되지 않는다. 완전한 금연을 못하면 3주간의 해독 기간 만큼만이라도 참아 흡연을 하지 않아야 한다. 주기적으로 몸이 회복하는 시간을 준다면 흡연자에게도 반드시 희망이 있다. 국가암정보센터의 〈국민 암 예방 수칙〉 10가지 중에는 ① 흡연, 간접흡연도 피하기 ② 채소, 과일을 충분히 섭취 ③ 짠 음식 피하기, 탄 음식 먹지 않기 ④ 한두 잔의 소량 음주도 피하기 등이 있다. 모두 몸에 직접적으로 들어오는 음식에 관한 것이다.

우리나라의 현재 식습관과 식문화에는 미국의 식문화가 많이 들어와 있다. 육식과 가공식품 위주의 식사습관은 미국처럼 인구의 약 50% 정도가 심장병으로 죽게 만들 것이다. 조기검진으로는 절대 암과 심장병을 예방할 수 없다. 누군가의 주머니만 불려주는 거다. 지금 당장의 검진 결과에 안도해서도 안 된다. 보험을 든든히 들어났으니 괜찮다는 자기 위안을 삼아서는 더더욱 안 된다. 약물은 절대 질병을 완치시킬 수 없다. 도리어 몸의 자가치유하는 힘을 약화시킬 뿐이다.

바로 지금부터 건강한 식습관을 만들어 가면 된다. 채소·과일식으로 좋은 에너지를 만들어주기만 하면 몸은 스스로 치유한다.

인간은 본래 120세까지 질병 없이 살 수 있도록 설계되어 있다. 영양분의 과잉 섭취로 독소가 몸에 쌓이면서 각종 질병에 일찍 죽는 것이다. 건강한 사람 몸에서도 암세포는 하루에 수천 개씩 생겼다 사라졌다를 반복한다. 자연사한 몸에서 암세포와 혈관질환이 나오는 것은 자연의 섭리다. 현재의 치료방법은 암이나 심장질환을 완치도 예방할 수도 없다. 잘못된 음식습관은 그대로 두기 때문이다. 통합치료가 나오기 시작한 이유다. 채소·과일식으로 독소를 배출하고 좋은 에너지를 만들어주는 것이 중요하다.

인간은 원래 채식동물

호모사피엔스인 인간은
채식을 해야만 건강하게 살 수 있다

지구 역사상 가장 강력한 최상위 포식자인 인간은 육식을 하며 진화해왔을까? 700만 년을 거쳐 최종 살아남은 현 인류는 호모사피엔스 종이다. 호모사피엔스는 채식동물의 위장 구조를 가지고 있다. 육식동물에 비해 위장 구조가 훨씬 더 길다. 1만 년 전 농경생활의 시작과 수백 년 전 산업혁명을 거쳐 육식의 비중이 늘어난 것이다. 가공육과 화학첨가제의 과다 섭취는 새로운 질병에 걸리게 했다. 인간의 원래 식생활인 채소·과일식으로 몸의 균형을 회복할 수 있다.

호모사피엔스 종 인간

슬기로운 인간인 호모사피엔스 종은 언제부터 지구의 지배자가 되었을까? 우리의 조상은 원숭이가 아니다. 원숭이와 같은 조상을 갖고 있을 뿐이다. 0.4%의 DNA 차이로 침팬지는 여전히 아프리카 숲 또는 동물원에서 생활하고 있다. 400만 년 전 최초로 직립보행을 하는 오스트랄로피테쿠스가 나타난다. 아프리카에 있던 호모에렉투스 종에서 호모네안테르탈렌시스(네안데르탈인), 호모사피엔스, 데니소바인이 갈라져 나온다. 대략 200만 년 전, 꼿꼿하게 서 다니는 호모에렉투스가 아프리카를 떠나 다른 대륙으로 진출했다. 호모에렉투스는 육식동물로 밝혀졌다. 호모에렉투스는 대형동물을 사냥하며 육식만을 고집하다 생존에 실패했다.

네안데르탈인은 30만 년 전쯤에 유럽 지역에 정착한다. 네안데르탈인 역시 거의 육식을 했다. 그들의 수명은 30세를 넘는 경우가 없었다. 10만 년 뒤에 호모사피엔스도 드디어 아프리카를 벗어나 이동한다. 20만 년 동안 채식을 주로 하며 살아왔다. 식물이나 과일이 부족한 경우에만 육식을 했다. 호모사피엔스는 결국 네안데르탈인을 3만년 전 멸종시키고 현 인류로 살아남았다. 인간의 뇌 용량이 꾸준히 커져 현재 크기가 완성된 시기는 대략 10만 년 전쯤이다. 침팬지 뇌의 4배에 달하는 크기다. 뇌 발달은 훗날 농사를 지어 식량을 조달할 수 있게 된 농업혁명을 가져왔다. 채식을 20만 년이나 해 살아남은 결과다.

공교롭게 농사를 짓기 시작하면서 호모사피엔스는 더 많은 질병에 걸리기 시작했다. 수렵채집을 위해 하루 종일 돌아다니던 신체 활동량이 현저히 떨어졌다. 다양한 채소와 과일들을 먹어오나 쌀, 밀, 보리, 감자, 옥수수 등과 같은 단일 작물을 먹기 시작했다. 1만 년 전부터 동물을 가축화하기 시작하면서 과다한 육식 섭취를 하게 됐다. 영양상태 균형이 무너지며 질병이 생겼다. 불과 2백 년 전 산업혁명을 거치며 공장에서 나오는 가공식품을 먹기 시작했다. 400만 년 이전부터 채식을 해온 우리 몸이 육식과 가공 음식을 독성이 가득한 것으로 받아들이는 것은 당연하다. 몸에 독소가 쌓인 비만은 이때부터 생긴 것이다.

초식동물과 육식동물의 위장 구조

호모사피엔스인 인간은 기본적으로 채식을 하게끔 진화되었다. 지금의 인류는 먹지 않는 것이 없다. 지구상의 존재하는 모든 것을 먹는다. 그것도 모자라 자연에 전혀 없던 화학물을 만들어까지 먹고 있다. 인간만이 이렇게 진화했을 리는 절대 없다. 신(자연)은 절대 그렇게 인간을 설계하지 않았다. 자연의 세계 즉 육식동물과 초식동물들은 잡아먹히지 않는 이상 자연사를 한다. 인간만이 주어진 수명을 다하지 못하고 각종 질병들에 시달리다 죽는다. 초식동물의 위장 구조를 가진 인간이 잡식을 하기 때문이다. 자연의 음식을 있는 그대로 먹지 않고 가공해 먹기 때문이다.

육식동물의 소화기관은 초식동물보다 훨씬 짧다. 독소가 가득한 음식이 위장에 머무는 시간을 최소화하기 위함이다. 호모사피엔스의 소화기관은 육식동물보다 상당히 길다. 99.6%의 DNA가 일치하는 침팬지의 위장과도 닮아 있다. 침팬지는 과일과 채식 위주로 먹는다.

채소·과일식은 위에서 머무르는 시간이 30분에 불과하다. 이후 죽처럼 된 형태의 음식은 십이지장을 거쳐 소장에서 소화와 흡수가 진행된다. 이때 약 30분 정도가 소요된다. 소장에서 영양분 흡수와 독소배출의 첫 작용이 일어난다. 대장에서 90% 이상의 물과 나트륨 등을 흡수한다. 대장에서 머무는 시간은 보통 12~70시간이다. 보통 3일 안에는 대변을 보는 이유다.

대장에서 오래 머물수록 수분이 말라 변비가 생긴다. 독소 물질도 늘어나고 동시에 독소 흡수율도 높아진다. 육식동물의 소화기관이 짧은 이유다. 야생동물은 변비가 없다. 변비가 생긴다는 것은 죽음을 의미하기 때문이다. 인간만이 가지고 있는 위장 구조에 맞지 않는 다양한 음식들을 먹는다. 변비를 시작으로 다양한 질병에 걸리는 것이다. 위장에서 음식물이 머무르는 시간을 최소화하고 변비가 없게 해야 한다. 대변을 보는 데 5분 이상 걸리면 정상적인 장 기능이 안 되고 있다는 신호다. 먹지 말아야 할 음식을 먹고 있다는 뜻이다.

인간은 채식을 해야 한다

인간이 출생 후 가장 폭발적인 성장을 하는 시기는 언제일까? 그렇다. 신생아부터 1년 사이다. 1년에 약 25cm가 넘는 성장을 할 때 유일하게 먹을 수 있는 것은 모유다. 모유가 주는 영양분을 분유는 절대 대체할 수가 없다. 모든 분유 제품을 살펴보면 "아기에게 가장 좋은 것은 모유입니다"라는 문구가 적혀 있다. 완전식품이라 불리는 모유의 단백질 함량은 얼마나 될까? 단백질이 가장 필요한 성장을 많이 하는 시기인 것을 생각하면 최소 70% 이상은 될 것 같다. 놀랍게도 모유 속 단백질 함량은 겨우 6~7%에 불과하다. 우리는 단백질을 보충한다고 생각하면 우선 고기를 떠올린다.

한국영양학회의 하루 단백질 권장량은 1kg당 0.83g이다. 성인 기준으로 하루에 보통 40~70g 정도면 충분하다. 고기를 외식할 때 1인분 단위가 보통 200g인 것은 누구를 위한 것일까? 채식동물의 위장 구조를 가지고 있는 인간이 육류 소비를 엄청나게 시작한 지는 불과 300년도 되지 않는다. 그 결과는 위암과 대장암의 지속적인 증가로 나타나고 있다. 단백질은 결코 고기에만 있지 않다. 콩과인 대두 22g으로 닭가슴살 170g을 먹은 만큼의 단백질을 얻을 수 있다. 시금치, 아스파라거스, 브로콜리, 토마토, 오이, 살구 등 채소의 단백질 함량은 아주 높다.

인간의 몸은 70%가 수분으로 구성되어 있다. 갓 태어난 아기는 90%에 달한다. 노화 과정을 겪을수록 수분 구성율이 떨어진다. 물을 많이 먹는다고 해서 해결이 되지 않는다. 수분 함량이 70% 이상인 음식을 먹어야 한다. 그런 음식은 채소와 과일밖에 없다. 채소와 과일에 들어 있는 수분은 중요한 역할을 한다. 영양분을 공급하고 독소를 배출하는 역할이다. 채소·과일식조차 가열을 하는 순간 많은 수분과 영양분을 상실한다. 채소 과일도 이러한데 구운 고기가 발암물질이 되는 것은 당연하다. 인간은 죽은 음식이 아닌 살아 있는 음식을 먹어야 건강하게 살 수 있다. 가공식품이 아닌 자연 그대로의 채소와 과일을 섭취하자.

현 인류의 호모사피엔스 직전의 호모에렉투스와 네안데르탈인은 육식 위주의 생활을 하다 멸종했다. 호모사피엔스는 채소와 과일이 부족할 때만 육식을 하며 20만 년 넘게 생존해 왔다. 농업혁명과 산업혁명을 거치며 단일 곡물과 가공식품들 섭취로 각종 질병이 생기기 시작했다. 인간의 위장 구조는 육식동물의 위장이 짧은 것과는 달리 길다. 육류가 들어오면 위장에 오래 머무르며 부패하여 독소를 발생시킨다. 필수 영양소인 단백질은 고기보다 채소와 과일에서 훨씬 더 깨끗하게 얻을 수 있다. 살아 있는 수분이 들어간 채소·과일식을 해야 한다.

탄수화물 중독에서 벗어나는 법

채소 · 과일식으로 탄수화물 당 중독,
콜레스테롤, 지방 문제도 해결할 수 있다

비만의 가장 강력한 원인은 정제 탄수화물과 지방 섭취다. 과도한 당은 고혈압과 당뇨를 가져온다. 불필요한 지방 섭취는 콜레스테롤의 불균형을 가져온다. 필요 이상의 콜레스테롤과 지방은 혈관질환의 원인이다. 혈관질환은 궁극적으로 심장병으로 이어진다. 관상동맥우회술, 스텐스 삽입 등과 같은 치료로는 절대 완치될 수 없다. 혈관에 쌓인 독소를 청소해주는 것이 근본적인 방법이다. 채소·과일식으로 혈관을 깨끗하게 해주는 것이 예방의 가장 좋은 길이다.

정제 탄수화물 당 중독에서 벗어나라

콜드웰 에셀스틴의 《지방이 범인》 책에는 "전 맥도널드 햄버거와 던킨도너츠를 사랑하는 사람이었습니다. 그러니까 지방을 끼고 살았다고 보면 맞습니다. 어느 날 수술을 받은 후 이러다가 곧 죽을 수도 있다는 생각을 했습니다. 더 이상 지방을 가볍게 보아서는 안 되겠다고 생각했죠. 할아버지가 될 때까지 살고 싶었습니다. 그래서 나는 에셀스틴 박사의 제안을 받아들여 내가 최대한 장수할 수 있는 식물식을 선택한 거죠"라는 미국의 42, 43대 대통령 빌 클린턴의 말이 나온다. 그는 몸무게를 13kg 이상 감량한 후 심장병이 완치되었다.

햄버거, 감자튀김, 도너츠 등 지방이 높은 음식을 즐겼던 빌 클린턴은 정제 탄수화물 당 중독임에 틀림없다. 그는 2001년 퇴임 후 2004년 관상동맥우회술, 2005년 폐질환 수술, 2010년 2개의 스텐스 삽입을 한 심장 수술을 받았다. 두 번의 대통령을 역임한 그가 최고의 치료를 받았음은 확실하다. 그를 건강하게 만든 것은 수술이 아닌 채식이었다. 육류와 생선, 유제품, 가공식품을 완전히 제외한 진짜 채소·과일식이다. 정제 탄수화물을 완전히 끊고 감량된 체중을 유지한 그는 3명의 손주를 둔 멋진 할아버지 역할을 경험할 수 있었다.

지방은 포화지방과 불포화지방으로 나뉜다. 나쁜 지방과 좋은 지방으로 이해하면 된다. 콜레스테롤 수치를 올리는 포화지방이 나쁜 지방이다. 콜레스테롤 자체는 몸에 필요한 물질이다. 지방이 혈관질환의 위험인자로 밝혀진 것은 1970년대다. 미국은 국가정책으로 지방 섭취를 줄였지만 심장질환은 감소하지 않았다. 지방의 자리를 정제가공 탄수화물, 즉 인스턴트식품이 차지했기 때문이다. 비만과 당뇨는 더 증가했다. 일본도 1990년대 미국과 똑같은 사례를 겪어야만 했다. 비만의 원인은 정제 당질을 포함한 탄수화물이다.

우리나라에는 '비만 예방의 날'이 있다. 2010년에 보건복지부와 대한비만학회가 10월 11일로 제정했다. 이후 세계비만연맹이 10월 11일을 '세계 비만의 날'로 지정해 전 세계적으로 비만 예방 운동을 하고 있다. 비만은 더 이상 개인의 건강 문제가 아니라는 것을 뜻한다. 세계보건기구WHO는 1996년에 이미 비만을 '장기 치료가 필요한 질병'이자 '21세기 신종 전염병'으로 지목했다. 특히 소아비만이 점점 심각해지는 가장 큰 원인은 정제 탄수화물 즉 당 중독이다. 가공식품 소비구조에서 벗어나 채소·과일식으로의 전환이 가장 간단하고 확실한 당 중독에서 벗어나는 방법이다.

콜레스테롤은 무조건 나쁜 걸까?

미국이 세계에서 차지하는 인구는 5% 정도다. 세계 전체 혈관확장 시술 및 관상동맥 시술의 50% 정도가 미국에서 일어난다. 관상동맥 전문의인 콜드웰 에셀스틴 의학박사가 있다. 그는 빌 클린턴 미국 대통령을 설득해 햄버거와 도넛을 끊게 해 심장병을 완치시켰다. 병원에서 사망선고를 받고 죽음을 기다린 심장질환 환자들을 철저한 과일과 채식만으로 12년에 걸쳐 완벽히 치유한 의사다. 그의 방법은 단순하다. "동물식을 중지하고 식물식을 하라." "과일과 채소와 통곡물을 먹어라"이다. 이를 통해 콜레스테롤 수치를 정상적으로 유지하는 게 그가 찾은 심장질환 완치법이다.

콜드웰 에셀스틴은 채식을 통해 콜레스테롤 수치를 150mg/dL 이하로 유지하면 혈관질환 및 심장병에 걸리지 않는다고 말한다. 채소·과일식만으로 콜레스테롤 수치를 관리하여 질병이 완전히 치료된 의학적인 증거는 이미 넘쳐난다. 그렇다면 왜 우리는 이런 중요한 사실을 접하기 어려운 걸까? 병원 입장에서는 전혀 돈이 되지 않기 때문이다. 최첨단 장비와 약물을 사용하며 각종 수술과 시술을 했을 때 수익이 된다는 건 상식적이다. 내 생명과 내 몸을 담보 삼아가면서까지 의료산업과 제약회사의 주머니를 배부르게 하고 싶은 사람은 없을 것이다.

콜레스테롤은 세포를 보호하는 막을 형성하고 성호르몬의 기본 원료가 된다. 이외에도 인간의 몸에서 다양하게 필요한 역할을 한다. 꼭 필요한 물질이기에 인간의 몸에서 스스로 만들어지는 물질이다. 콜레스테롤은 기름진 물질로 식물에는 없고 동물에만 있다. 좋은 콜레스테롤, 나쁜 콜레스테롤 개념이 나올 뿐 콜레스테롤 자체는 절대 위험한 것이 아니다. 동물성 식품을 많이 섭취하면서 문제가 생기기 시작한 것이다. 육류, 생선, 계란, 유제품 등의 동물성 식품을 많이 먹으면 안 되는 이유다. 필요 이상의 콜레스테롤이 혈관질환을 유발하고 심장병으로 이어진다. 식물에 포함된 지방만으로도 충분하다는 걸 기억해야 한다.

좋은 콜레스테롤을 올리는 기능식품까지 먹을 필요가 있는 걸까? 나쁜 콜레스테롤로 불리는 LDL 대신 HDL로 불리는 좋은 콜레스테롤만 높이면 건강해질까? 과도한 HDL 역시 간을 힘들게 한다는 사실을 알아야 한다. 자연의 법칙을 벗어난 모든 행위에는 그 대가가 따른다. 인간이 섭취하지 않아도 될 동물성 식품을 제한하면 된다. 7백만 년을 주식으로 삼아온 채소·과일식을 하면 독소가 저절로 배출되며 혈관은 깨끗해진다. 가공이 아닌 자연의 살아있는 음식을 먹을 때 몸은 스스로 균형을 잡아가게 되어 있다.

지방 과잉섭취로 인한 문제점

우리나라 현재 사망원인 2번째인 심장질환 즉 심장병은 1970년대 초반까지는 거의 없었다. 식습관이 서구화되면서 생긴 환경에 의한 질병이다. 기름진 음식인 지방을 많이 섭취하면서 생긴 질환이다. 콩기름으로 만든 식용유는 1971년에 처음 사용하기 시작했다. 들기름이나 참기름은 비싸서 하루에 1~2g만 섭취했다. 지금은 다양한 식용유를 하루에 50g 이상 섭취하고 있다. 일본 역시 1950년대 초까지 유방암은 전혀 발견되지 않았다. 이후 지방이 많은 서구 음식을 섭취하면서 유방암 발병률이 높아졌다. 각종 암과 당뇨와 비만은 동물성 지방을 많이 섭취하는 곳에서 높게 나타났다.

심장질환은 혈관에 문제가 생기는 병이다. 혈관에 관련된 대표적인 질환이 고혈압이다. 당뇨, 비만 역시 마찬가지다. 심장 자체에 바로 문제가 생기는 것이 아니다. 오랜 시간 걸쳐 생긴 혈관 문제로 인해 나타나는 최종 결과물이 심장병이다. 여전히 고기를 먹어야 힘이 난다고 하

건강과 다이어트를 동시에 잡는 7대 3의 법칙 채소·과일식

는 경우가 많다. 누군가에 의해 의도적으로 학습된 음식 습관인 것을 깨달아야 한다. 혈관이 병들기 위해서는 과도한 지방과 콜레스테롤이 필요하다는 것이 진실이다. 대장암 역시 많은 연구 결과들에 의해 동물성 지방인 육식이 주요 원인으로 밝혀졌다. 식이섬유가 많은 채소·과일식과 통곡물이 대장암을 예방해주는 가장 좋은 음식이다.

'저탄고지' 다이어트는 여전히 우리나라에도 만연해 있다. 탄수화물(고구마, 감자, 쌀, 현미 등)을 제한하고 고기와 지방을 많이 먹는 방법이다. 미국에서 건너온 것으로 1972년에는 '황제 다이어트'로 불리었다. 이 방법은 정말로 많은 음식에 대한 공부와 체계적인 섭취가 필요하다. 일반인이 따라 하기는 그만큼 어렵고 효과 보다는 부작용이 크다. '황제 다이어트'를 처음 제안한 로버트 엣킨스 박사는 결국 120kg의 몸무게로 심장마비 부작용으로 사망했다. 어렵기도 하고 부작용도 큰 '저탄고지' 다이어트보다는 자연스럽고 단순한 채소·과일식을 지금부터라도 시작하자.

나는 32살에 관상동맥 조영술을 받았다. 시술 후에도 가슴 통증은 여전했고 동맥경화약인 스타틴 계열 약물을 2년 넘게 복용했다. 이후 원인 모를 근육통에 시달려 섬유근육통 진단명을 더 얻었다. 약대에 진학하고야 근육통은 스타틴 계열 약물 부작용임을 뒤늦게 알았다. 시술과 약물 처방 전 한 달만 커피, 라면, 빵, 치킨, 돈가스 등 가공식품을 끊고 채소·과일식을 하라는 처방은 없었다. 동물성 식품을 끊었다면 심각한 부작용을 일으키는 약물을 내 몸에 투여하지 않아도 되었음을 이제는 안다. 관상동맥질환은 100% 예방이 가능하다. 현재 진행형이더라도 약물 없이도 증세를 더 악화시키지 않고 호전시킬 수 있다. 채소·과일식이 유일한 방법이다.

건강프로그램과 건강기능식품 소개에 무조건 등장하는 단어는 혈액순환과 콜레스테롤 수치이다. 혈액순환이 제대로 되지 않으면서 모든 질병이 시작된다. 좋은 콜레스테롤 수치는 올리고 나쁜 콜레스테롤 수치를 내려주는 약물로는 절대 해결되지 않는다. 약은 몸에 또다른 강력한 독소를 남길 뿐이다. 정제 탄수화물, 지방의 과도한 섭취를 제한하는 것이 핵심이다. 몸 안의 독소를 청소해 줄 수 있는 에너지를 공급해주어야 한다. 채소·과일식으로 모든 질병 예방이 가능하다는 것을 명심하자.

진짜 음식을 먹자!

채소 · 과일식은 살아 있는 음식, 진짜 음식이다

건강하다는 것은 공기(호흡), 물, 음식, 수면, 햇빛, 스트레스 등 복합적인 작용에 의한 결과다. 가장 직접적인 영향을 미치는 것은 음식이다. 인간은 자연의 일부로서 수분 함량 70%를 유지해야 건강하게 살아갈 수 있다. 수분은 가열, 가공되는 순간 사라진다. 죽은 음식이라는 것은 효소의 역할이 없어지는 것을 뜻한다. 신진대사의 핵심 역할을 하는 효소는 42도에서 기능을 잃기 때문이다. 수분 함량이 70%가 넘으며 살아있는 효소가 들어 있는 채소 · 과일식을 해야 한다.

살아있는 진짜 음식은 채소 · 과일식

지구 나이는 46억 년이다. 인간이 등장하고 진화한 시기는 7백만 년에 불과하다. 인간을 제외한 그 어떤 동물도 음식을 가공해서 먹지 않는다. 가공이라 함은 단순한 불로 가열한 것 이상이다. 살아있는 음식을 죽인 것도 모자라 새로운 물질인 화학첨가제까지 넣는 것을 뜻한다. 호모사피엔스가 가공식품을 접한 시간은 7백 년도 되지 않는다. 오랫동안 살아있는 음식만을 먹으며 진화되어 왔다는 말이다. 화학첨가제 덩어리인 가공식품이 몸에 깨끗한 에너지로 사용될 수 없음은 지극히 상식적이다. 포유류 중 인간만이 비만이라는 질병에 걸린 이유다.

엄청난 체세포 분열을 시작으로 엄마 뱃속에 있다 나온 아기는 몸의 90%가 수분으로 이루어져 있다. 점차 자라면서 70%가 된다. 노화에 따라 50%까지 수분 비율이 떨어진다. 태아의 장기가 생기는 순서는 심장 다음 콩팥이다. 수분을 통해 에너지를 얻는 것이 크다. 인체는 아주 정교한 수력발전소의 축소판이다. 물을 통해 음양의 전기가 생성된다. 전기 자극에 의해 모든 세포들이 움직이며 에너지를 만들어내고 움직인다. 몸의 구조를 이해한다면 몸에 가장 좋은 음식은 수분 함량이 높은 자연의 음식임을 알게 된다.

수분 함량이 높다는 것은 모든 영양소를 포함하고 있다는 것을 의미한다. 탄수화물, 지방, 단백질을 기본으로 무기질(비타민, 미네랄, 효소 등) 영양소가 들어 있다. 수분은 영양분을 세포들에 전달하는 역할도 한다. 동시에 노폐물을 제거하는 해독 작용에 있어 가장 중요한 물질이다. 계속 강조해오고 있는 독소 청소의 핵심 역할을 한다는 뜻이다. 단순히 물을 마시는 것과 수분 함량이 높은 채소·과일식을 먹는 것은 역할에 큰 차이가 있다. 채소·과일식을 충분히 하는 경우에는 물을

건강과 다이어트를 동시에 잡는 7대 3의 법칙 채소·과일식

마시지 않아도 될 정도다.

지구의 구성 성분 역시 물이 70%다. 자연의 섭리를 따라야 한다. 인간의 몸처럼 음식 또한 70%가 수분으로 구성된 것을 먹어야 한다. 수분 함량이 높은 음식은 채소·과일식뿐이다. 그 외 음식은 모두 가공되거나 요리 과정을 통해 수분이 제거되었다. 기억하기 편한 자연의 이치가 7:3의 법칙이다. 70%는 채소·과일식을 하고 30%는 곡물류로 구성된 식단을 해야 한다. 이렇게 했을 때 우리 몸은 자연사 할 수 있는 최소한의 요건을 갖춘다. 가공되지 않은 채소·과일식이 진짜 살아있는 음식이다.

가열하는 순간 가짜 음식·죽은 음식

아이슬란드의 국립박물관에는 맥도날드 치즈버거와 감자튀김이 1년 동안 전시된 적이 있다. 2009년에 아이슬란드에서 맥도날드가 철수 결정을 내리고 영업 마지막에 판매한 햄버거다. 3년이 지난 2012년에 구매자의 집 차고에서 우연히 발견된 치즈버거와 감자튀김은 멀쩡했다. 역사적 유물 가치가 인정되어 전시되었다. 구매 후 13년이 넘도록 햄버거와 감자튀김은 곰팡이도 생기지 않고 있다. 전혀 썩지 않는다는 뜻이다. 2020년이 돼서야 맥도날드 회사는 수분 부족으로 부패하지 않는다고 공식 인정했다. 앞으로도 썩지 않는 햄버거로 계속 전시될 것이 분명하다. 썩지를 않으니 죽은 음식이라고 보기도 어려운 상태다.

호랑이는 멧돼지를 잡아먹는다. 소는 풀을 뜯어 먹고 산다. 팬더는 대나무 잎을 주식으로 한다. 침팬지는 과일을 먹으며 살아오도록 진화했다. 인간은 썩지 않는 햄버거와 기름에 튀긴 감자를 먹도록 진화했을까? 절대 그렇지 않다는 것을 이해했을 것이다. 특히 육류는 불에 구울 때 '벤조피렌'이, 감자는 높은 온도에서 가열할 때 '아크릴아마이드'라는 발암물질이 나온다. 기름에 튀길 때는 더 많은 독성물질이 나온다는 것을 의미한다. 불로 가열되는 순간 살아있는 수분은 없어지고 죽은 음식이 된다. 영양소는 다 파괴된 채 화학조미료로 위장하여 미각을 속이는 가짜 음식이 된다.

자연의 동물 중에 인간만이 유일하게 음식을 가공해서 먹는다. 불에 구워 먹거나 삶아 먹는 것에 그치지 않는다. 기름에 튀기거나 화학첨가제를 통해 자연에 없는 새로운 음식을 만들어 먹는다. 이러한 음식들을 소화시키도록 진화되지 않은 인간의 몸 곳곳에 독소가 쌓인다. 독소들은 혈액을 타고 온갖 장기들에 침투한다. 몸은 비상사태를 느끼고 더욱 지방을 축적하려 든다. 비만에서 절대 벗어날 수 없게 만든다. 가공된 음식에서부터 벗어나는 것이 건강한 몸을 만들 수 있는 유일한 길이다. 제철 음식을 챙겨 먹고 채소·과일식으로 깨끗한 에너지를 공급하면 몸은 스스로 해독하며 자연치유 능력을 회복한다.

아이들 동화책에 자주 등장하는 줄거리가 있다. 과일과 인간의 약속이다. 과일은 인간에게 영양분을 공급하는 대신에 인간은 그 씨앗을 퍼트려주는 거다. 오랫동안 유지해온 자연의 계약 관계를 파기한 인간에게 돌아온 것은 비만과 질병이다. 자연이 주는 살아 있는 음식들은 가열하는 순간 영양분들은 모두 변하게 되고 해로운 물질들이 생긴다. 며칠 동안 삶아 낸 사골 육수에는 정성이 들어간 것은 맞다. 에너지 과잉 섭취로 인해 문제가 생긴 지금에는 살아 있는 채소·과일식을 하는 것이 진짜 정성을 몸에 쏟는 것이다. 자연과의 계약을 실천하자.

진짜 살아 있는 효소를 먹어라

새로운 약이 나오기까지는 많은 단계를 거친다. 인간을 대상으로 임상 실험을 바로 할 수 없기 때문에 동물로 안전성과 유효성 실험을 한다. 초창기 실험동물들에게 먹이를 영양학적으로 균형 잡힌 식단을 주었다. 가열식을 말이다. 동물들은 실험을 받기도 전에 각종 질병에 걸렸다. 이유는 간단했다. 자연식으로 식단을 바꾸자 동물들은 건강을 바로 회복했다. 가열을 한 음식에는 효소가 없기 때문이다. 효소란 화학반응을 일으키도록 돕는 역할을 하는 단백질이다. 몸이 움직이기 위해서는 반드시 필요한 물질이 효소다.

우리나라에는 외국에서 찾아보기 힘든 찜질방이라는 문화가 있다. 찜질방에서 입소문으로 잘 팔리는 건강기능식품 중 하나가 효소다. 가루로 된 형태부터 젤리 형태, 물로 된 효소까지 다양하고 가격도 비싸다. 그렇게 판매되는 효소들은 효과가 정말 있는 걸까? 효소는 보통 42도에서 기능을 잃는다. 만약 60도가 넘는 불가마 찜질방에서 효소가 든 비싼 물을 마신다면 이미 그건 죽은 물이다. 음식에서도 마찬가지다. 가열되고 각종 화학 첨가물을 만나는 순간 효소는 기능을 상실한다. 가공식품은 모두 효소는 사라진 가짜 음식이다.

쉽게 눈으로 확인할 수 있는 효소는 침이다. 효소는 나이가 들수록 줄어든다. 갓난아기는 침을 질질 흘리지만 아픈 노인은 입이 바짝 마른 것이다. 비싼 효소 기능식품 대신 채소·과일식을 하면 된다. 하버드 의과대학 교수이자 심장질환 연구소 학장인 윌리엄 카스텔리 박사는 과일 성분이 심장 질환을 예방할 수 있다고 했다. 과일에 든 효소가 피를 맑게 해서 동맥이 막히는 일을 방지한다. 과일은 혈액을 맑게 하고 오장육부 기능을 향상시켜주는 최고의 해독제다.

효소 작용이 제대로 이루어지지 않을 때 가장 먼저 소화불량과 만성피로가 생긴다. 일반 음식은 위장에서 3~4시간을 머무르지만 과일은 20~30분만 머무른다. 과일에는 효소가 있어 이미 소화가 된 상태이기 때문이다. 반면 인스턴트식품인 라면, 햄버거, 피자, 빵 등은 효소가 없기 때문에 소화불량을 일으킨다. 몸에 쌓인 독소를 해독하느라 간이 쉴 틈이 없어 항상 피곤을 느낀다. 살아 있는 효소가 든 채소·과일식이 진짜 음식이다. 최대한 가열이나 가공을 하지 않고 자연 상태 그대로 섭취해야 한다.

인간은 가열하고 화학첨가제가 들어간 가공식품을 먹으며 살 수 없게 진화되었다. 수분 함량이 높은 음식을 먹어야 한다. 식사 구성은 수분 함량이 많은 채소·과일식이 70%, 곡물 구성이 30%인 7:3의 법칙을 기억하자. 탄수화물과 단백질, 지방은 가열하고 가공하는 순간 발암물질이 나온다. 감자튀김은 절대 먹지 말아야 할 음식이다. 인체 활동에 반드시 필요한 효소는 열에 약하다. 소화불량과 만성피로에 시달린다면 가열, 가공하지 않은 채소·과일식부터 시작하자.

우유는 완전식품일까?

동물성 식품인 우유·요구르트·치즈·버터·계란의
진실을 알아야 한다

    지구상에 어떠한 포유류도 다 자란 후에 어미의 젖을 먹지 않는다. 자연의 법칙에 따라 영양학적으로 얻을 게 없기 때문이다. 소와 닭은 집단 사육과 유전자 변형된 사료를 먹으며 자란다. 빨리 키우기 위해 각종 항생제와 화학품이 주입된다. 치명적인 독소들이 고스란히 우유와 계란에 쌓인다. 우유를 원료로 한 유제품에도 문제가 생긴다. 영양을 위해 매일 먹을 필요가 없는 동물성 식품이다. 섭취 시에는 유기농, 친환경, 동물복지 인증 제품을 확인해서 먹는 게 중요하다.

부모에게 가장 불편한 진실

    초등학교 3명 자녀를 둔 엄마와 나눈 상담이다. 자녀 모두 비염으로 병원 약을 먹은 지 수년째인데 차도가 없었다. 공통적으로 두통과

구토, 속이 불편하다는 점이 있었다. 아이들 성장을 위해 우유를 마시게 했고 치즈와 계란도 매일 섭취했다. 세 명 모두 고기를 좋아하고 채소를 잘 먹지 않았다. 아이스크림, 치킨, 피자, 콜라를 즐겨 먹었다. 유제품류인 우유, 치즈, 계란 등과 육류의 섭취를 완전히 제한했다. 2주 후 아이들 모두 두통 및 구토 증상이 사라졌다는 연락을 받았다.

자녀의 건강 상담 중 부모에게 불편한 진실을 말해줄 때가 있다. 그 중 설명하는 데 시간 할애를 많이 하는 것이 우유다. 두통과 복통, 소화불량, 설사를 자주 호소하지만 병원에서는 원인을 찾을 수 없다고 한다. 완전식품이라고 믿고 있는 우유 섭취를 중단할 것을 권유하기란 쉽지가 않다. 우유뿐만 아니라 치즈와 버터, 아이스크림 등 유제품류가 다 해당된다. 부모의 흔한 반응 중 하나는 학교에서 무상급식으로 나와 먹을 수밖에 없다는 항변이다. 여전히 50%가 넘는 초등학교에서 우유 무상급식이 실시되고 있다.

국가인권위원회는 2021년 우유 급식이 행복추구권, 건강권 등을 침해한다는 시민단체의 진정을 받아들였다. 알레르기나 채식주의로 우유 급식을 하지 않는 학생에게 대안 제시를 하라는 결정이다. 우유가 성장에 절대적으로 필요하다는 인식은 2000년대에 들어 바뀌기 시작했다. 생산과정에서의 문제점과 우유가 주는 효과와 부작용에 관심이 증가한 결과다. 우유 급식은 농림축산식품부가 주관하는 사업이다. 낙농업계와 축산업 발전을 위한 정치적 결정이 따른다는 것을 뜻한다. 국가 예산이 특정 산업계의 이익을 대변하는 수단으로 변질되는 문제가 있다. 무상급식이라는 이름으로 아이들의 건강이 위협받는 것에 관심이 생긴 것이다.

　2022년 무상 우유 대신 바우처 지급으로의 정책화 추진에 대한 결정에 주목할 필요가 있다. 국가 예산을 특정 품목 소비에만 사용하지 않고 사용자에게 선택권을 주는 것이다. 1970년대에 낙농업계 발전을 위해 시작된 우유 무상급식이 더 이상 아이들 성장에 필수 요소가 아님을 뜻한다. 성인이 돼서도 우유 섭취는 필요하다고 말한다. 칼슘 공급을 통해 골다공증을 예방할 수 있으니 특히 중장년층 여성들에게 섭취를 장려한다. 진실은 무엇인지 알고 먹어야 하는 것이 유제품이다.

우유를 포함한 유제품의 유해성

　우선 우유에 든 카세인이라는 단백질을 알아야 한다. 모유에도 뼈 성장을 위한 카세인은 들어 있다. 문제는 우유에는 모유보다 카세인이 300배가 많이 있다. 우유는 위가 4개로 구성된 소가 소화흡수를 잘할 수 있다. 모유는 사람이 먹는 것이고 우유는 송아지가 먹는 화학적 성분구성을 뜻한다. 카세인을 처리하기 위해서는 엄청난 양의 에너지가 소모되어야 한다. 끈적거리는 점막 형태의 물질은 장의 기능을 떨어뜨린다. 남아서 독소가 되어 몸에 저장되어 암을 유발한다. 특히 항생제를 많이 맞은 소의 경우 그 문제는 더욱 심각해진다.

　생우유를 마셨을 때 나타나지 않는 충치가 살균 우유를 마셨을 때 생기는 연구결과가 1930년대에 이미 밝혀졌다. 유제품이 문제가 되는 가장 큰 원인은 살균 처리 과정이다. 유통공급 과정에서 오염될 위험은 낮추지만 우유 단백질을 변성시키고 유익한 장내 세균을 모두 파괴한다. 우유에 든 칼슘과 단백질인 카세인도 제대로 흡수와 소화를 할 수 없게 만든다. 비타민 함량은 떨어뜨리고 혈당은 높인다. 살균뿐만 아니라 크림층을 분리되지 않게 억제하는 균질화 공정도 우유의 변성을 가져와 인체에 부작용을 끼친다.

우유의 주요 기능은 칼슘 공급이라 배워왔다. 치아가 잘 자라고 뼈 발육에 도움을 주니 성장과정에 필수라는 논리다. 우유의 칼슘은 카세인과 결합되어 있다. 모유 함량의 300배인 카세인이 칼슘 흡수를 방해한다. 살균과 균질화 공정은 칼슘의 질을 낮추고 흡수를 어렵게 만든다. 채소·과일식만으로도 충분히 칼슘 섭취가 가능하다. 견과류를 추가해주면 절대 칼슘 결핍은 생기지 않는다. 단순히 칼슘을 위해 소화흡수를 위해 엄청난 에너지가 소모되고 부작용이 생기는 우유를 먹을 필요가 없다. 소는 풀을 통해 모든 영양분을 얻는 것을 기억하자.

우유를 가공해 만든 치즈에서 곰팡이 독소가 발견되는 것은 놀라운 일이 아니다. 단백질인 카세인의 변성이 우유보다 훨씬 커진다. 특히나 치즈에 든 카세인은 젖소가 먹은 사료에 있던 곰팡이 독소를 높인다. 달걀 역시 우리가 원래 매일 먹어왔던 음식은 아니다. 4백만 년 동안 인간의 몸은 가장 필요하고 효율적인 음식으로 에너지원을 공급하게 진화해왔다. 콜레스테롤 수치를 높인다는 연구결과와 문제가 되지 않는다는 연구결과가 대립하는 식품이다. 달걀은 현대 산업이 만든 상업적 식품에 불과하다. 특히 비소와 황이 함유된 달걀은 간과 콩팥에 치명적인 독소로 작용한다.

동물성 식품의 올바른 섭취 방법

앞선 목차에서 살아 있는 진짜 음식은 효소 반응이 일어나야 한다고 했다. 효소는 42도에서 기능을 잃는다는 것을 기억해야 한다. 유제품이 가짜 음식이 될 수밖에 없는 이유다. 단순 가열되는 것에서 그치지 않고 각종 화학첨가제를 만나 독소를 유발하는 것은 치명적이다. 동물성 식품은 세포막을 공격하는 활성산소를 만들어낸다. 혈관을 막히게 한다는 것은 확실하다. 매일 먹는 과잉 섭취에서 모든 것이 출발한다. 그나마 안전하게 먹을 방법을 알아야 한다.

우유와 계란을 먹고 싶다면 가장 첫 번째로 동물복지 인증이 된 제품인지 확인해야 한다. 케이지(우리)에 갇혀 살충제나 항생제가 들어간 사료를 먹으면서 사육되지 않음을 뜻한다. 계란의 경우 껍질에 각인된 번호를 통해 사육환경을 알 수 있다. 목초를 먹이고 자연 방사한 상태의 소에서 나온 유기농 우유를 먹어야 한다. 좁은 케이지에 갇혀 스트레스를 받은 닭이 낳은 달걀은 피해야 한다. 식품업계가 유기농, 무항생제, 친환경, 동물복지 제품으로 차별화를 주는 것은 높은 판매가격 때문만은 아니다. 그만큼 기존의 제품들이 몸에 치명적인 위험이 확인되었음을 뜻한다.

계란은 고단백질이므로 다른 단백질 식품과 함께 먹지 않아야 한다. 마가린에 구운 빵에 계란 프라이, 고구마나 감자가 들어간 토스트를 말한다. 여기에 설탕까지 들어가면 정말 맛은 있지만 몸에는 최악의 조합이다. 계란은 채소와 야채와 함께 먹을 때 가장 좋다. 유제품도 다른 농축 음식과 배합하지 않아야 한다. 우유와 빵, 우유와 시리얼, 우유와 케이크 조합 모두 여기에 해당한다. 우유는 순수하게 그 자체만 먹을 때 부작용이 최소화된다. 우유나 치즈에 색깔이 들어간 것은 절대 먹지 않아야 한다. 요구르트나 요거트의 경우 당이 첨가된 제품은 피한다. 화학첨가제가 들어가지 않은 집에서 만들어 먹는 것이 가장 좋다.

유제품의 대부분은 산성식품이다. 칼슘은 산성 물질을 중화시키는 기능을 한다. 칼슘 섭취를 위해 우유, 치즈를 먹지만 도리어 흡수를 위해 몸 안의 칼슘이 소모된다. 유제품에 칼슘이 많이 들어 있다고 광고할 뿐 소화를 위해 몸에 있는 칼슘이 소모된다는 것은 말해주지 않는다. 버터는 지방이라 중성에 속한다. 단백질보다는 탄수화물과 함께 먹는 것이 소화에 좋다. 고기와 먹는 것보다는 통곡물과 먹어야 한다. 가공처리가 안 되고 화학첨가제가 들어가지 않은 유제품을 구하기란 어렵다. 그렇다면 가장 살아 있는 음식 채소·과일식을 하는 것이 정답이다.

불과 몇십 년 전까지 의학계는 모유보다 우유가 몸에 좋다고 주장했다. 지금은 모든 분유 제품에 "모유가 아기에게 가장 좋은 식품입니다'라는 문구가 들어가 있다. 미국에서 발달한 낙농업계와 축산업계는 아주 오랫동안 소비자에게 진실을 감춰왔다. 건강에 좋다는 가공된 유제품들에 대한 진실이 드러나고 있다. 알레르기와 비염 천식 등 만성질환이 우유와 계란 등을 끊으면서 사라지는 사례는 이미 셀 수 없을 정도다. 우리는 원래 먹어왔던 채소·과일식으로 돌아갈 때다.

별로 도움이 되지 않는 건강기능식품

가공식품에 불과한 건강기능식품에 대해
알아야 할 것들이 있다.

TV 광고에 항상 나오는 2가지가 있다. 보험 광고와 건강기능식품 광고다. 보험 광고는 아팠을 때를 대비해야 한다고 설득을 한다. 건강기능식품은 질병을 예방할 수 있는 내용으로 마케팅을 한다. 둘 중 하나는 분명 틀린 내용이다. 보험은 실제 보험비라도 지급된다. 건강기능식품으로 질병이 실제 예방된다면 우리는 보험을 절대 들 필요가 없다. 건강기능식품의 효과는 명확하게 밝혀진 게 없다. 도리어 부작용 사례가 점차 확인되고 있다. 채소·과일식으로 모든 영양소는 충족할 수 있다. 인류는 그렇게 진화해왔다.

건강기능식품은 과연 믿을 수 있는 걸까?

우리나라와 일본에만 있는 독특한 식품체계가 있다. 건강기능식품이라는 인증에 대해 국가가 지정해주는 제도다. 언뜻 보면 국민 건강을 위해 나라가 관리하는 좋은 제도처럼 보인다. 하지만 건강에 도움을 줄 수 있다는 기능 인정을 해주는 과정이 허술하기 짝이 없다. 구체적인 임상 실험 기준 없이 수십 년 전에 나온 한두 개의 관련 논문만으로 통과가 된다. 제품을 만들고자 하는 회사의 지원을 받은 기관에서 어떤 결과의 논문을 만들지는 뻔하다. 그 대표적인 사례가 글루코사민이라는 관절 기능식품이다. 효과가 없고 부작용도 밝혀졌지만 아직도 건강기능식품 상위 판매제품이다.

우리는 여전히 우유와 치즈가 칼슘 공급을 해 뼈를 튼튼하게 한다고 생각한다. 식품회사의 마케팅에 오랜 시간 노출된 결과다. 단백질과 철분 공급을 위해서는 소고기와 닭고기 섭취가 필수인 것처럼 말이다. 건강기능식품은 이보다 더 치밀하고 정교한 마케팅의 결과물이다. 특정 영양소가 몸에 부족해 질병이 생기며 영양제를 통해 예방이 가능하다고 말이다. 비타민이 필수 영양소인 것은 맞다. 그들이 말해주지 않는 진실은 따로 있다. 영양소가 부족해 질병에 걸릴 일도 없으며, 채소·과일식을 통해 충분한 섭취가 가능하다는 진실 말이다. 특히 건강기능식품이 갖는 부작용에 대해서는 전혀 언급조차 하지 않는다.

건강기능식품을 통해 자주 접하게 된 용어가 있다. 바로 'FDA 승인', '국내 최초 FDA 승인 제품', 'FDA 등재 원료 물질' 등이다. 홍보에 대대적으로 사용하는 것 중 하나이다. FDA는 미식품의약청으로 우리나라로는 식약처(식품의약안전처)다. 미식품의약청이 허가하면 마치 더 안전하고 효과가 있을 것 같다는 심리를 이용한 상술이다. 미식

건강과 다이어트를 동시에 잡는 7대 3의 법칙 채소·과일식

품의약청이 운영되는 재정 예산의 절반 가까이가 제약회사로부터 나온다는 사실을 우리는 모르고 있다. 유럽의약품안전청(EMA)도 같은 상황이다. 이것은 국민 건강을 가장 우선으로 하고 소비자의 권익을 전적으로 대변해 줄 수 없는 구조임을 뜻한다.

홈쇼핑에서 건강기능식품을 판매하기 시작하면서 제약회사와 언론과의 관계가 더욱 공고해졌다. 건강 프로그램에서 다루는 주제에 관련된 건강기능식품을 같은 시간대 홈쇼핑에서 판매하고 있다. 제약회사는 건강 프로그램에 제작지원 협찬을 한다. 이것이 뜻하는 바를 알아차려야 한다. 채소 과일을 잘 챙겨 먹기 어려우니 쉬운 방법으로 해결하라고 부추긴다. 그 어떠한 영양제도 자연에서 오는 과일과 채소가 주는 효능을 대체할 수 없는 게 진실이다. 수많은 영양학자들은 가공식품과 기름진 음식을 많이 먹으면 각종 영양제를 먹어도 소용이 없다고 말한다. 건강기능식품 역시 가공식품에 불과하기 때문이다.

건강기능식품은 과연 효과가 있는 걸까?

16~18세기 영국 해군에서는 괴혈병으로 많은 인원이 사망했다. 괴혈병은 만성피로와 잇몸에 피가 나고 상처가 잘 아물지 않는 증상을 보인다. 장기간 바다에 머물며 말린 쇠고기와 비스킷만 먹은 결과였다. 일반적인 상황에서는 걸리지 않는 질병이다. 신선한 감귤류 과일을 공급한 이후 더 이상 괴혈병에 걸리는 인원은 나오지 않았다. 감

귤류 과일에 있는 특정 성분을 비타민C라고 지칭했다. 이후 화학 구조를 밝혀내고 합성 비타민C 영양제가 나오기 이르렀다. 여기서 중요한 것은 질병을 음식으로 치료했다는 점이다.

비타민이 가진 역할에 대한 마케팅은 영양제 섭취를 필수적으로 만들어 세계적으로 판매되게 했다. 수십 년이 지난 지금 비타민 영양제의 효능은 미비하다는 것이 많은 연구의 결과다. 효능이 없을뿐더러 장기간 섭취 시 부작용이 나타나고 있다. 효과가 뛰어나다는 연구 논문은 제약회사의 지원을 받았는지 확인해야 한다. 홈쇼핑의 제품소개를 자세히 보면 화면 하단에 작은 글씨가 항상 쓰여 있다. "위 내용은 건강기능에 관한 정보로 제품의 효능과는 무관합니다." 이제 우리는 구분해야 한다. 인체의 영양성분에 관한 정보와 제품 기능의 차이를 말이다.

건강기능제품은 미국의 10대 산업 중 하나이며 그 규모는 한 해 50조가 넘는다. 우리나라 건강기능 관련 시장도 꾸준한 성장을 하며 현재 5조 원의 규모를 넘었다. 기업이 이익을 안정적으로 올릴 수 있는 매력적인 시장임을 뜻한다. 모든 전문가들이 기업의 이익만을 대변하지는 않는다. 대표적으로 서울대 가정의학과 박사이자 국립암센터 교수인 명승권 의사가 있다. 그는 건강을 위해서는 비타민 제품부터 끊으라고 한다. 객관적인 연구결과들을 통해 각종 영양제가 암 예방에 도움이 되지 않음을 알리고 있다. 도리어 비타민 섭취가 사망률을 올린다고 경고한다.

제약회사의 지원으로부터 자유로운 학자들은 모두 영양제 무용론을 말한다. 노스캐롤라이나 대학 배리 팝킨 교수는 비만의 사회학 관련 저명한 학자다. 그는 모든 영양소는 자연에서 얻을 수 있다고 한다.《세계는 뚱뚱하다》저서에서 "채소 속 항산화 물질은 우리 몸에 긍정적 영향을 미치지만, 그것이 영양제의 형태로 변했을 때 전혀 다른 결과를 낳을 수 있다. 활성 부위에 얼마나 흡수되는지 영양제의 효과를 알 수 없다"고 말한다. 반대로 비타민D 영양제 섭취 필요성을 알린 보스턴 대학 마이클 홀릭 교수가 있다. 그는 비타민D 관련 각종 업체로부터 다양한 지원을 장기간 받아온 사실이 드러났다.

건강기능식품은 반드시 먹어야만 하는 걸까?

오래 알고 지낸 고객이 자녀에게 오메가3 선물을 받았다며 가져오셨다. 원래 건강기능식품을 드시지 않고 채소·과일식 위주를 하신 분이다. 오메가3를 먹고 나서부터 두통과 설사가 시작되었는데 제품을 살펴봐달라는 거다. 우선 제품 제조가 캐나다이지 오메가3 원료는 중국산이었다. 함량 역시 비율이 맞지 않게 표기되어 있었다. 우리나라는 120%까지 높게 잡을 수 있는데 총량보다 함량이 더 높은 상태였다. 오메가3를 먹은 것이 아니라 싸구려 기름 덩어리를 먹고 있던 거다. 오메가3를 끊고 며칠 지나지 않아 두통과 설사 증상은 사라졌다. 캐나다산이라며 좋은 제품이라 믿고 보낸 자녀에게 말씀은 차마 못하셨다.

인류는 건강기능식품 없이도 7백만 년을 생존해 왔다. 오직 채소·과일식으로 말이다. 건강 채널과 홈쇼핑에서 홍보와 판매에 열을 올린다. 가장 큰 논리는 과일과 채소 등 몸에 좋은 음식들을 챙겨 먹기 어려운 현대인들을 위해 농축된 간편 영양식품이라고 한다. 하루 5시간 정도의 밥 먹을 시간과 휴식도 없이 바쁘게 일하는 사람은 아픈 게 당연하다. 과일과 채소를 얻기 위해 직접 과수원을 재배해야만 하는 시대에 살고 있지 않다. 마트에는 매일 신선한 과일과 채소가 공급된다. 심지어 새벽에 신선한 상태로 배달까지 해준다. 바쁘다는 핑계로 내 몸을 소홀히 해서는 안 된다. 아픈 몸은 결국 내가 책임져야 한다.

대표적인 영양제인 비타민의 효용론과 부작용에 대한 논란은 더 이상 새로운 사실이 아니다. 채소·과일식만으로도 충분히 섭취가 가능하다. 몸에서 생산하지 못한다는 것을 강조해 영양제를 먹지 않으면 큰 문제가 생길 것처럼 겁을 준다. 비타민 결핍증으로 인류가 치명적인 사망에 이른 사례는 단 한 차례도 없었다. 건강기능식품을 먹은 사람의 수명이 줄었다는 충격적인 연구 결과도 나왔다. 현재 반드시 먹어야만 하는 필수 영양제는 임신 초기 태아의 뇌 발달을 위한 엽산을 제외하고는 전혀 없다는 사실을 기억하자.

사람을 살리기 위해 약으로 사용되는 경우에도 반드시 부작용이 따른다. 그 부작용을 감수하고라도 생명을 위해 사용할 수밖에 없을 때 의사들은 처방을 한다. 영양제가 그러한 큰 결단을 할 만큼의 효과가 있다면 더 이상 식품이 아닌 약이 되어야 한다. 간과 콩팥은 자연 유래 추출성분이라는 신종 화학물질을 접한다. 생전 처음 겪는 물질들에 장기는 지쳐갈 뿐이다. 더 이상 비싼 돈을 주고 본인의 몸을 망치는 행위를 중단하자. 자연에서 온 채소·과일식을 통해 충분한 영양 섭취를 하는 인간 고유의 식습관으로 돌아가자.

건강기능식품의 인증과 효능에 대해서 절대적인 믿음을 가지면 안 된다. 불편한 사실들은 절대 알려주지 않는다. 영양제 비타민 A, B, E, K의 화학 구조는 아스팔트와 똑같다. 비타민 D는 양털을 끓여 추출해 만든 화학품이다. 인간에게 필요한 비타민은 채소·과일식을 통해 만들어 낼 수 있다. 오메가3(리놀렌산)와 오메가6(리놀산)도 음식을 통해 합성하는 지방산이다. 자연산 100% 건강기능식품은 없다. 모두 가공되는 순간 화학품이 들어간다. 모든 영양분은 건강기능식품 없이 채소·과일식과 통곡물, 견과류를 통해 얻을 수 있다.

가짜 음식인 가공식품

진짜 음식과 가짜 음식을
구별하지 못하게 된 이유가 있다

가공식품은 음식의 종류가 아니다. 식품가공업체들의 수익을 위해 변형된 죽은 음식이다. 죽은 음식을 아기에게 먹이면 안 된다. 에너지 공급이 이루어지지 않는다고 여겨 계속 먹게 된다. 가공식품에 들어간 화학첨가제가 식욕조절 중추 기관을 멈추게 하는 것이다. 당무첨가라는 말에 속아서는 안 된다. 몸에 좋은 화학첨가제는 없다. 우리 몸을 대상으로 실험을 하지 말자. 채소·과일식이 70%, 가공식품이 30%인 7:3의 법칙을 최소한으로 지켜야 한다. 진짜 음식인 채소·과일식을 해야 한다.

위험한 인간 실험 가공식품

20개월 아기가 2시간 단위로 계속 깬다며 상담을 왔다. 지방 병원을 거쳐 서울의 대학병원까지 올라가 각종 검사를 했다. 특별히 이상 있는 결과는 하나도 없었다. 마그네슘 부족으로 그럴 수 있다고 해 수개월간 섭취해도 증상은 같았다. 특이한 점은 낮잠을 아예 자지 않고 간식을 계속 찾는 점이다. 돌 전까지는 수유 패턴에 따라 지내왔음도 확인이 되었다. 아이의 먹는 음식을 확인한 결과 12개월 무렵부터 엄마와 똑같이 먹기 시작했다. 치킨, 피자, 라면, 빵, 콜라, 사탕 등 각종 과자를 먹어왔다. 가공식품이 아기에게 유해할 것이라는 인식이 전혀 없었다.

아기가 잘 먹는 모습이 그저 보기 좋았던 엄마를 탓할 수도 없다. 가공식품은 어른도 똑같이 먹으니 안전할 거라 생각했다. 길어야 5분 진료를 보는 의료 시스템에서 아기의 먹는 것에 집중한 상담을 받기는 쉽지 않다. 제대로 된 에너지 공급이 되지 않아 계속 허기를 느낄 수밖에 없었다. 특히나 카페인 섭취와 각종 화학 첨가물이 신경을 자극해 깊게 잠들 수 없게 한 것이다. 모든 가공식품을 끊고 간식은 과일과 쌀과자로 대체했다. 유기농 채소로 만든 이유식을 먹게 했다. 아기는 엄마가 주는 것을 먹을 수밖에 없는 존재다. 2주 뒤부터 아기는 점차 수면 시간이 늘어났다. 한 달 뒤 드디어 낮잠도 자기 시작했다.

모유 대신 분유를 먹여도 아기 성장에는 똑같다는 인식이 퍼져 있다. 가공식품 어디에도 성장 과정의 아기에게 해롭다는 경고 문구는 없다. 어린이집에서도 스파게티와 빵을 간식으로 12개월이 지난 아기들에게 똑같이 먹인다. 식품업체들은 가공식품 자체에 대한 문제의식을 없게 만들어버렸다. 채소·과일식은 후식으로 먹는 것으로 둔갑되었다. 그 결과 소비자는 건강을 잃고 식품업체는 돈을 벌고 있다. 가공식품은 살아 있는 음식이 아니다. 모든 영양소가 파괴된 죽은 음식을 맛있게 만들기 위해 각종 화학첨가제를 넣는 것이 가공이다.

천재 과학자 아인슈타인은 "과학이 과학자에게 생계수단만 아니라면 경이로운 것이다"라는 격언을 남겼다. 가공식품을 만드는 전문가들을 떠올리게 하는 말이다. 그들은 화학첨가제로 범벅이 된 가공식품이 인간의 몸에 좋지 않음을 누구보다 잘 알고 있다. 그렇다고 회사를 박차고 나가 그 위험성을 알리지도 않는다. 인간만이 유일하게 가공해서 먹는다. 인간이 기르는 동물들도 사료를 먹는다. 가공식품으로 인해 질병에 걸려 병원 신세를 지는 지구상의 유일한 존재들이다. 인간이 먹는 음식으로 실험을 해서는 안 된다. 인간이 실험 대상임을 뜻한다.

MSG의 두 얼굴

누구나 이런 경험을 한 번쯤은 했을 것이다. 정말 마음껏 배불리 식사를 마쳤다. 아직 소화도 안 되고 포만감이 느껴진다. 식사를 마친 지 30분도 안 되어 '다른 뭐 먹을 게 없나' 하는 생각이 떠오른다. 간단히 빵이나 과자로 허기를 달래본다. 반복적인 패턴은 결국 배가 나오고 비만이 되어 만성 질환에 시달리게 한다. 인간에게는 식욕조절 중추 기관이 있다. 식욕을 조절하는 곳이다. 영양분이 없는 가공식품

건강과 다이어트를 동시에 잡는 7대 3의 법칙 채소·과일식

섭취는 뇌에 잘못된 정보를 주어 끊임없이 먹게 만든다. 배가 고프다는 착각에 야식으로 치킨과 맥주, 라면에 만두를 먹는 이유다. 식욕조절 중추 기능이 고장난 것은 가공식품에 든 화학첨가제 때문이다.

최근 가공식품들 제품 표지에서 손쉽게 찾아 볼 수 있는 문구가 있다. 대표적으로 3무(無) 또는 5무(無)다. 3가지 또는 5가지를 첨가하지 않았다는 뜻이다. 그 종류도 다양하다. 3가지의 경우는 무방부제, 무색소, 무첨가제를 뜻한다. 5가지의 경우 합성보존료, 사카린나트륨, 빙초산, 표백제, L-글루탄산나트륨, 인공향료, 타르색소, 방부제 등 다양하다. 기준이 각자 다르기에 성분 함량을 주의 깊게 볼 필요가 있다. 아무런 첨가제가 없다고 했는데도 대부분의 식품에 쓰여 있는 것이 있다. 변성전분, 덱스트린이다. 아기 분유에도 사용된다. 유해성이 확인되어 덱스트린을 사용하지 않는 분유는 훨씬 비싸다.

한동안 MSG(글루탄산나트륨) 화학조미료의 유해성 논란이 불거졌다. MSG는 과잉 섭취 시 뇌기능을 저하시키는 것으로 밝혀졌다. MSG라는 용어 자체에 소비자가 부정적인 인식과 거부감을 갖게 되었다. 이후 식품회사들은 MSG라는 용어를 쓰지 않고 단백질 용어를 성분에 쓰기 시작했다. 마치 몸에 좋은 성분인 것처럼 착각하게 만든 것이다. 어려운 말들이 쓰여 있는 첨가물들은 모두 MSG의 종류라고 봐도 무방할 정도다. 이러한 눈속임으로 인해 우리는 더욱 진짜 음식과 가짜 음식 구별이 어렵게 되었다. 아무런 첨가가 안 된 채소·과일식만이 진짜 음식이다.

라면, 냉동만두, 냉동피자, 참치 캔 등은 정말 맛있는 가공제품들이다. 엄밀히 따지면 이것은 음식 본연의 맛이 아니다. 철저하게 상업주의와 자본주의가 결합된 작품이다. 판매되기 위해 중독에 가깝게 만든 화학물 덩어리들이 내는 유혹의 맛이다. 가공식품 자체를 완전히 접하지 않고 지내기는 현실적으로 어렵다. 가공 음식들이 주식이 되서는 안 된다. 앞서 언급했던 7:3의 법칙(채소·과일식: 가공식품)을 지키는 게 중요하다. 채소·과일식으로 건강한 몸을 만들어 유지해 나가야 한다. 가공식품은 별미로 가끔 즐기는 것만이 건강하게 120세까지 살 수 있는 유일한 방법이다.

몸의 균형을 회복해야 한다

1957년부터 1962년까지 유럽과 세계 전역에서 12,000명이 넘는 신생아들이 팔다리가 없이 태어났다. 독일(당시 서독)에서 개발된 임신부 입덧 방지용 약 탈리도마이드가 기형아 출산 원인으로 밝혀졌다. 죽은 쥐가 나오지 않았다는 실험이 안전성 입증 자료의 전부였다. 동물 실험에서 부작용이 없어도 인간에게는 치명적인 결과가 나타날 수 있음을 보여준다. 가공식품의 가장 큰 문제는 각종 화학첨가제를 혼용했을 때 안전성 실험은 전혀 이루어지지 않는다는 점이다. 쥐에게도 하지 않은 실험을 인간을 대상으로 하고 있다고 볼 수 있다.

쥐에게 다른 음식으로 실험한 유명한 연구가 있다. 4그룹 중 튀긴 밀을 제공받은 쥐 그룹은 2주 만에 죽었다. 가공식품 모든 성분 함량에 트랜스지방 표시가 들어간 이유다. 트랜스지방은 튀기면서 발생하는 자연에 존재하지 않는 독성 지방이다. 인간이 결코 먹어서는 안 되는 성분이 가공식품에 들어간다는 것이다. 대표적인 튀긴 음식은 치킨과 라면이다. 복잡한 화학구조 변화로 인해 어떤 유해 물질이 더 있을지조차 확인이 어려운 상태다. 기름에 튀겨 먹기 시작한 것은 인류 역사 7백만 년 중 천 년도 되지 않음을 기억해야 한다.

건강 프로그램에서 자주 등장하는 조언이 공복에 토마토나 바나나, 고구마 등을 먹지 말라는 거다. 속이 쓰린 증상을 유발할 수 있다는 게 이유다. 자칭 전문가들이 아침에 토스트나 시리얼을 우유와 함께 먹으면 안 된다고 말하는 것은 들어본 적이 없다. 자연이 준 선물인 채소·과일식이 온갖 화학첨가제와 유전자 변형된 밀가루로 만들어진 가공식품보다 인간에게 해롭다는 걸까? 절대 그렇지 않음은 초등학생도 알 수 있는 상식이다. 왜 가공식품에 대한 언급 대신 진짜 살아 있는 식품인 과일에 대한 주의 발언이 계속 나오는지 생각해봐야 한다.

생과일을 먹으면 이러한 부작용이 생길 수 있으니 가공된 제품을 먹으면 안전하다는 메시지를 준다. 가공이 안 된 과일과 채소로 식품회사가 돈을 버는 방법은 한계가 있다. 가공식품은 정말 무궁무진하게 우리의 지갑을 열게 만든다. 모든 상업적 식품 광고가 의도한 함정이다. 한밤중 TV 광고를 보고 어느새 먹게 되는 야식은 몸의 생체리듬을 깨지게 한다. 균형 잡힌 건강한 몸은 절대 밤에 음식을 요구하지 않는다. 우리의 소중한 돈을 진짜 살아 있는 음식에 쓰며 몸의 균형을 회복해야만 한다. 채소·과일식으로 인한 부작용은 가공식품과 비교하면 전혀 없다. 이것이 가공식품회사가 외면하고 싶은 진실이다.

가공식품이라는 것은 자연에서 온 영양소를 다 파괴하고 맛을 위해 화학첨가제를 넣는 것이다. 제대로 된 영양분 섭취가 들어오지 않아 몸은 계속 다른 가공식품을 찾는다. 화학첨가제는 신경을 자극해 야식을 먹게 하고 숙면을 방해한다. 우리 몸의 균형이 깨지면서 비만과 각종 질병에 걸리게 된다. 가공식품에 들어간 화학첨가제의 혼용은 인간을 대상으로 실험 중이다. 현재의 과학과 의학은 안전한 것이 아니다. 화학 부작용이 없는 채소·과일식으로 몸의 균형을 회복해야 한다.

몸을 해독하는 채소·과일식

채소 · 과일식을 하면
림프 시스템을 통해 해독을 하게 된다

편도선과 아데노이드 절제술은 절대 쉽게 하면 안 된다. 몸에 불필요한 기관은 없다. 편도선은 면역 시스템의 핵심인 림프 시스템 기관이다. 림프 시스템은 세균을 죽이고 혈액을 깨끗하게 청소해주는 역할을 한다. 림프 시스템을 이해하면 암도 예방할 수 있다. 암을 예방하고자 유방이나 자궁을 미리 절제해서는 안 된다. 약과 수술이 아닌 음식으로 접근 할 때 근본적인 치유와 예방을 할 수 있다. 독소를 만들지 않고 배출시켜주는 채소·과일식을 통해 림프 시스템을 회복할 수 있다.

림프 시스템의 대표주자 편도선

비염 증상인 상담자 중 편도선이나 아데노이드 절제술을 받은 경우가 많다. 편도선은 입과 코로 들어오는 통로를 둥글게 감싸며 바이러스의 침투를 막는다. 입을 벌렸을 때 목젖 양옆에 동그랗게 보이는 것이 편도다. 아데노이드는 코에서 목으로 넘어가는 부위에 있는 편도 조직이다. 초등학교 이전에 수술을 받은 자녀의 부모는 "아이가 목이 자주 아파 병원을 가니 편도선이 너무 커서 그러니 수술하라고 해서 했다"고 한다. 숨 쉬는 데 불편한 크기라는 말만 듣고 수술한 것을 너무 후회한다고 한다. 수술 후에도 목감기는 자주 걸렸으며 비염 증상은 1년 뒤 다시 재발했다. 한번 몸에서 제거한 기관을 똑같이 살릴 방법은 없다.

영국 버밍엄 대학의 톰 마셜 교수 연구팀은 2018년 아동 편도선 수술에 대한 연구결과를 발표한다. 2005년부터 2016년 사이의 160만 명이 넘는 영국 아동의 의료기록을 분석한 방대한 연구다. 편도선 제거 수술을 받은 아이들의 연령대는 0~5세였다. 그 중 1%만이 적법한 원인에 의했다는 것이다. "편도선을 절제한 대부분의 아이들은 수술을 받을 정도로 심하게 아프지 않았습니다. 반면에, 잦고 심각한 통증을 앓고 있는 어린이들은 수술을 받지 못했습니다. 이 패턴은 지난 12년 동안 거의 변하지 않았습니다"라고 톰 마셜 교수는 말했다. 편도선을 절제해도 인후통은 개선되지 않았고 장기적으로 건강상 위험이 더욱 크다고 밝혔다.

단순히 의료적 잘못된 판단을 뜻하는 것이 아니다. 편도선을 불필요한 혹 정도로 여기고 제거 대상으로 본 것이다. 아이들을 대상으로 돈을 벌기 위해 정작 하지 말아야 할 수술을 했다는 충격적인 결과다.

700만 년이라는 긴 시간 동안 몸에는 반드시 필요한 것들만이 남게 진화했다. 당시의 의학 수준으로 그 이유를 밝히지 못해 무분별하게 희생되어 온 가장 대표적인 기관이 편도선이다. 현재는 편도선은 몸의 최전선에서 각종 세균들과 바이러스들을 걸러내는 중요한 곳으로 밝혀졌다. 편도선은 목감기를 일으키는 원인이 아님을 기억하자. 림프구가 모여 있는 곳으로 면역체계의 중요한 기능을 담당한다.

림프 시스템은 우리 몸의 방어 시스템이다

인간의 몸은 작동하기 위해서 심장, 혈관, 근육, 신경 등 여러 시스템이 연합해 움직인다. 그중 면역력이라 불리는 핵심에는 림프 시스템이 있다. 면역력은 외부로부터의 공격에 스스로 방어하고 보호하는 능력이다. 이 책의 목적인 질병을 예방하고 건강한 삶을 위해서는 림프 시스템에 대한 이해가 필요하다. 림프 시스템은 우리에게 친숙한 혈액과 혈관과 연결지어 생각하면 쉽다. 혈액에 해당하는 림프액이 있고 림프액이 다니는 림프관이 혈관이다. 혈액과 혈관처럼 몸 구석구석 모든 곳에 있다. 혈액 옆에 림프액이 다른 통로로 돌아다닌다고 생각하면 쉽다. 림프액은 혈액을 구성하는 물질인 혈장과 거의 유사하다. 혈액을 깨끗하게 해주는 역할을 한다.

림프관은 끝이 막혀 있는데 몸 전체에 있는 림프 주머니(림프절)를 통과한다. 우리가 특히 기억해야 할 곳이 림프 주머니다. 림프 주머니

(림프절)는 임파선으로도 불린다. 이해를 돕기 위해 쉬운 용어인 림프 주머니로 사용한다. 침입자와 싸우는 백혈구에 해당하는 것이 림프구다. 림프구는 독소를 제거하는 청소부 역할도 한다. 림프구를 가지고 있는 곳이 림프 주머니다. 몸에 쌓인 독소는 림프 주머니에 모이게 된다는 점을 이해하면 된다. 림프액을 필터링 해주는 역할로 생각하면 된다. 혈액과 다른 점은 림프액은 심장의 힘으로 움직이지 않는 것과 림프 주머니가 중간 중간에 있다는 점이다.

림프액은 한쪽 방향으로만 흐르는 일방통행을 한다. 호흡과 운동을 통해 근육의 움직임에 의해서만 흐른다. 운동이 면역력을 높여준다는 숨은 뜻은 림프액을 순환시킨다는 말이다. 림프 주머니를 밖에서 만질 수 있는 곳이 귀 뒤나 귀밑, 목, 겨드랑이, 서혜부(사타구니) 부위다. 겨드랑이나 서혜부 마사지를 통해 독소 배출을 원활하게 해 피로 회복이 되는 원리다. 그 부위가 부을 때 보통 "임파선이 부었다"라고 말한다. 림프 주머니가 부을 때 몸의 상태를 아는 것이 중요하다. 부종이나 혹, 멍울은 몸이 스스로 싸우고 있는 자가치유 증상이다. 림프 시스템이 노폐물 청소를 열심히 해 밖으로 배출하기 위한 상태를 말한다.

림프 시스템의 회복은 음식으로 해야 한다

림프 주머니에 독소를 배출하는 속도보다 쌓이는 속도가 빠르면

건강과 다이어트를 동시에 잡는 7대 3의 법칙 채소·과일식

부풀어 오른다. 항생제나 진통소염제는 몸의 자가치유 과정을 멈추게 한다. 크게 부풀어 오른 림프 주머니를 제거하는 경우도 있다. 절대 근본 문제를 해결해주지 않는다. 맹장과 자궁, 유방 절제술은 림프 주머니를 통제로 떼어내는 행위다. 면역력을 떨어뜨리는 것에 불과하다. 암세포는 전이될 때 림프 시스템을 이용해 림프 주머니에 우선적으로 가둬진다. 암 수술을 통해 암세포가 있는 림프 주머니를 제거한다. 암의 이동을 억제하는 중요한 기능을 없애는 것이다. 암 수술 후 재발과 전이가 계속 일어나는 이유다. 림프 주머니의 역할을 잘못 이해한 결과다.

림프 주머니 제거가 아닌 모여 있는 독소를 제거해주어야 한다. 모든 질환은 혈액에 독소가 많이 쌓이면서 시작한다. 혈액을 깨끗하게 해주는 림프 시스템이 처리할 수 없는 상태를 뜻한다. 비만은 비상사태를 막고자 몸이 몸부림치는 신호다. 독소 청소를 더할 수가 없어 지방으로 계속 저장하는 것이 비만이다. 제발 부탁이니 그만 좀 독을 먹으라는 신호를 무시해서는 안 된다. 비만의 끝은 결국 암이라 것을 기억해야 한다. 몸속에 쌓인 노폐물과 독소들을 배출하는 작업을 먼저 해야 한다. 이것을 해줄 수 있는 것은 약과 수술이 아니다. 자연에서 온 살아 있는 진짜 음식인 채소·과일식이면 충분하다.

더 이상의 독소가 들어오지 않는 것도 중요하다. 림프 시스템이 회복할 때까지라도 동물성 식품인 육류와 생선, 유제품류 섭취는 중단해야 한다. 정제당인 설탕과 화학첨가제가 들어간 모든 가공식품 섭취는 안 해야 한다. 암을 정복하기 위한 연구는 암을 원천적으로 예방하는 연구가 아님을 우리는 이제 안다. 음식이 질병을 예방하고 치료하는 유일한 방법임을 반드시 자각해야 한다. 내가 먹는 음식이 나를 만든다는 진실을 반드시 명심하자.

5세 미만의 아동은 편도선 제거 수술은 꼭 필요한 경우에만 해야 한다. 반드시 3개 이상의 병원에서 확인받자. 여전히 불필요한 수술이 아이들을 대상으로 이루어지고 있다. 면역 시스템의 핵심인 림프 시스템을 제거하는 것이다. 림프 시스템 중 림프 주머니는 세균을 죽이고 독소를 저장한다. 배출되는 독소보다 쌓이는 독소가 많아지면 림프 주머니가 부어오른다. 별도로 약을 먹거나 제거해서는 안 된다. 음식을 통해 림프 시스템을 회복시켜야 한다. 이렇게 했을 때 암도 억제하고 전이도 예방할 수 있다. 독소를 청소하고 좋은 에너지를 얻는 방법은 채소·과일식이 가장 효과적이고 안전하다. 동물성 식품과 가공식품 섭취는 제한해야 한다.

자연치유력을 키우려면?

채소 · 과일식을 하면
자연치유력이 살아나게 된다

암세포가 퍼져나가는 것을 억제하고 가두는 곳이 림프 주머니다. 멍울이나 혹처럼 부풀어 오르는 증상은 림프 주머니에 독소를 배출하는 과정에서 나타난다. 이러한 작용이 가능한 것은 인간에게는 자연치유력이 있기 때문이다. 자가치유의 대표적인 방법이 고열을 내어 독소 배출을 원활하게 하는 것이다. 필요하지 않은 진통해열제의 무분별한 복용은 이 능력을 현저히 떨어뜨린다. 항산화 물질과 세포 손상을 억제하는 피토케미컬이 함유된 채소 과일로 자연치유력을 높일 수 있다.

인간은 자정 능력과 치유 능력을 갖고 있다

갱년기 장애 증상으로 한약을 복용했던 40대 여성에게 산부인과 검진 후 연락이 왔다. 가슴에 큰 혹이 생겼는데 암으로 갈 수 있다는 결과였다. 림프 주머니를 떼어낼 때 주위로 전이될 가능성이 높아 많은 부위를 절제해야 한다며 걱정했다. 3주만 식이요법을 하고 난 후에 검사를 다시 해보고 결정하기를 권했다. 평소 좋아하던 믹스커피와 가공식품을 완전히 끊었다. 특히 골다공증을 위해 매일 먹던 유제품류를 제한했다. 철저하게 채소·과일식으로 3주를 보낸 후 혹의 크기는 현저히 줄었다. 추적 관찰을 하기로 한 3개월 간 식단 관리를 꾸준히 했다. 가슴의 혹은 완전히 사라졌고 더 이상 그 병원은 가지 않았다.

이제 우리는 림프 주머니가 부었다는 게 어떤 의미인지 안다. 독소 배출을 위한 염증 반응이 일어나는 자가치유 과정이다. 몸은 신(자연)이 준 자정 능력과 치유 능력을 가지고 있다. 스스로 몸을 깨끗이 하고 회복하는 능력 말이다. 지금 이 순간에도 몸은 그 역할에 최선을 다하고 있다. 우리가 포기하는 순간까지도 몸은 최선을 다한다. 비만과 부종은 단순히 살이 찌는 것이 아니다. 노폐물 배출이 원활하지 못하고 있음을 알리는 신호다. 몸이 주는 경고음을 무시해서는 안 된다. 잔뜩 쌓여 있는 독소를 제거하지 않은 채 더 많은 독소를 몸에 주는 행위가 무엇인지 알아야 한다.

현재 많은 국가에서 태어난 직후부터 신생아에게 여러 종류의 예방접종을 한다. 이것은 자연의 섭리가 아니다. 자연 면역력이 생기는 것이 가장 좋은 것임은 과학적으로 밝혀졌다. 누구를 위해 심각한 부작용이 생기는 백신을 아기 몸에 주입하는 걸까? 인간은 7백만 년의 진화 속에서 질병과 싸워 이겨내도록 유전자가 발달해왔다. 백 년에 불과한 시간 동안 화학물로 만든 가짜 음식들과 약물에 몸은 그 능력을 점차 잃어가고 있다. 백신으로도 예방할 수 없는 돌연변이 바이러스가 계속 생겨나고 있는 사태에 이른 것이다. 몸에 들어오는 근본적인 음식들이 채소·과일식으로 돌아가지 않는 이상 앞으로 이와 같은 상황은 계속 반복될 것이다.

동서고금을 막론하고 모든 병의 치료는 음식에서부터 출발했다. 서양에서는 자연위생학, 통합의학, 예방의학이 동양에서는 한의학이 이러한 관점으로 치료한다. 한의학에서는 인간의 몸을 소우주에 비교한다. 만물의 원리인 음양오행으로 설명하며 인간이 가진 치유 능력을 중시한다. 자연치유력은 과학에서 말하는 항상성(체온을 유지하려는 행위 등)과 그 뜻이 같다. 이러한 뛰어난 능력도 나쁜 에너지 공급이 지속적으로 이루어질 때는 문제가 생긴다. 비만, 만성질환 그리고 암으로 이어진다.

고열은 인간의 가장 위대한 자가 치료법이다

소아청소년과의 바이블(어떤 분야에서 지침이 될 만큼 권위가 있는 책)인 《홍창의 소아과학》에서 발열에 관한 글을 소개한다. "'발열은 과연 우리 몸에 이로운가 해로운가?'를 생각해야 한다. 많은 소아과 의사들이 열이 38.5~39℃ 정도만 되어도 해열제를 쓰고 있다. 소아의 병을 치료하기보다는 체온계나 부모의 불안을 치료하는 경우가 많다. 열이 있어도 어린이가 불편해하지 않을 때는 해열제를 쓸 필요가 없다. 그러나 다음과 같은 경우에는 해열제를 쓰게 된다.

- 39℃ 이상의 열로 환아가 괴로워할 때(예: 중이염, 두통, 근육통 등)
- 40.5℃ 이상의 열
- 대사율의 증가가 환아에게 해로울 때(예: 심질환, 화상, 영양부족, 수술 후)
- 열이 높으면 경련을 하는 소아(그러나 해열제의 사용이 열성경련의 빈도를 줄인다는 증거는 없다)

부모에 대한 교육도 언급하고 있다. "열에 대한 공포증(열이 몸에 해롭다, 뇌에 대한 손상 경련 등에 대한 걱정)을 없애준다. 대부분 부모가 열이 39℃도 되기 전에 무조건 해열제를 투약하고 있는데 중등도의 열은 우리 몸에 해로운 것보다는 면역학적으로 이로운 점이 많다는 점을 설명해 준다." 일상생활에서 우리가 접하는 열을 대하는 방법과는 사뭇 거리가 멀게 느껴질 것이다. 한의학 교과서에 실린 글이 아니다. 소아과 의사들이 공부하고 그 지침을 따르는 가장 권위 있는 의학 서적의 내용이다. 많은 어린이집에서 아이가 잘 먹고 잘 놀고 배변 활동도 좋은데도 38℃가 넘으면 고열이니 열경련을 방지한다며 해열제를 먹인다. 이게 현실이다.

호모사피엔스가 생존할 수 있었던 가장 중요한 자가 치유법은 고열이다. 고열은 독소가 너무 많이 쌓일 때 나타나는 가장 기본적인 방어작용이다. 체온을 높여 독소가 쉽게 배출되도록 하는 최고의 치료법이다. 뇌 손상을 막기 위해 스스로 고열을 내는 것이다. 고열로 인한 뇌 손상이 왔다면 호모사피엔스는 진작 멸종했다는 것을 기억하

자. 의학 서적에 부모에 대한 교육까지 언급한 것은 자식에 대한 사랑을 이해한 것이다. 그 마음이 도리어 자식의 자연치유력을 떨어뜨리고 간과 콩팥을 상하게 할 수 있음을 경고하는 것이다. 부모의 불안한 마음을 안정시켜주는 의사보다는 각종 검사와 입원을 권유하는 경우를 더 많이 봐왔다.

의사 본연의 임무는 환자가 정말 심각한 상태로 생명이 위독할 수 있는 상황인지에 대한 의학적 판단을 내려주는 것이다. 잘 쉬면 충분히 회복할 수 있는 상태임에도 불구하고 왜 굳이 약을 처방하는 것일까. 그것은 철저하게 의료 사업이기 때문이다. 불필요한 검사들을 추가로 넣고 심지어 입원과 수술까지도 아무렇지 않게 자행되는 곳이 병원의 실체다. 가장 손쉽게 그 시작을 할 수 있는 증상이 고열이다. 원인 모를 고열이라는 말로 각종 검사를 진행한다. 간독성 위험이 있는 진통 해열제 처방으로 상황은 최종 종료된다. 몸에는 화학물이 더해져 더욱 강력한 독소가 쌓이게 된다. 동시에 자가치유 능력은 자꾸 떨어지는 것이다.

채소 · 과일식에 대한 과학적 접근

건강기능식품 판매와 관련해 등장하는 단어가 활성산소아 힝산화제다. 인간의 몸은 평균 약 60조 개의 세포로 구성되어 있다. 세포는 아주 얇은 세포막에 의해 보호된다. 중요한 세포막의 구성 성분이 콜레스테롤이다. 세포막을 공격하는 물질이 활성산소다. 산소는 몸이 탄수화물과 단백질과 지방을 분해할 때 사용한다. 여기서 나타나는 산소 쓰레기가 활성산소다. 활성산소는 암세포를 일으킨다. 활성산소를 줄여주는 물질이 항산화제다. 항산화제가 많이 들어 있는 대표 음식이 채소·과일식이다. 채소·과일식이 자연치유력을 높여주는 원리다.

몸에 나쁜 활성산소만 만들어지게끔 신(자연)은 인간을 설계하지 않았다. 혈관 안쪽에서는 피가 잘 흐를 수 있도록 산화질소를 만들어 낸다. 산화질소는 혈관질환을 예방하는 중요한 역할을 한다. 혈관은 정제 탄수화물과 동물성 식품과 기름으로 공격받는다. 산화질소는 지방이 많이 생겨 혈관이 끈적거리게 되는 현상을 막는다. 독소를 청소하고 기름때를 제거하는 역할이다. 채소·과일식은 산화질소 생산에 도움을 준다. L아르기닌이라는 아미노산이 산화질소 생산에 반드시 필요하다. 채소·과일식에 L아르기닌 아미노산이 많이 함유되어 있다.

채소·과일식과 통곡물은 활성산소를 발생하지 않는다. 동물성 식품(고기, 생선, 계란, 치즈, 버터 등)과 기름 성분은 활성산소를 만들어낸다. 포도에는 레스베라트롤, 카레에는 커큐민, 토마토에는 라이코펜이라는 항산화 물질이 들어 있다. 채소·과일식에는 활성산소를 줄여서 암 발생을 억제하는 기능이 있다. 약은 엄청난 부작용이 있다. 대부분의 의료인들은 약을 먹기 전에 채소·과일식을 하라고 하지 않는다. 도리어 채소·과일식의 부작용을 설명하며 기능식품을 소개할 뿐이다. 이 얼마나 모순된 상황인가? 과학적으로도 효과가 확실한 채소·과일식으로 자연치유력을 높여 암을 예방하자.

암의 발병 원인 중 스트레스는 큰 이유다. 자연치유력은 스트레스를 조절하는 일도 한다. 1988년 미국 국립암연구소 지원으로 캘리포니아주에서 'Five A Day' 캠페인이 시작되었다. 하루에 5가지 색깔의 채소와 과일을 매일 섭취하면 암 예방이 된다는 것이다. 빨강, 노랑, 녹색, 검정, 흰색이다. 미국 국립암연구소는 채소·과일식이 암과 만성질환의 위험을 감소시킨다고 발표했다. 채소와 과일은 직접 이동할 수 없는 대신 스스로 방어할 수 있는 생리활성물질을 가지고 있다. 이를 피토케미컬이라고 한다. 피토케미컬은 사람의 몸속에 들어가 항산화와 세포 손상 억제 역할을 한다. 채소·과일식이 스트레스를 낮춰주는 과학적 이유다.

호모사피엔스인 인간이 7백만 년간 살아남을 수 있었던 가장 큰 이유는 자연치유력 덕분이다. 질병과 싸워 살아남도록 진화한 것이다. 자정 능력과 치유 능력의 엄청난 방법이 고열이다. 몸에 침투한 바이러스를 죽이고 생긴 독소들을 배출하기 위한 작용이다. 절대 고열로 뇌 손상이 가도록 인간의 몸은 진화되지 않았다. 체온을 단순히 떨어뜨리는 해열제와 통증을 못 느끼게 하는 진통제는 자가치유를 방해한다. 채소·과일식은 산화질소 생산을 높이고 활성산소를 낮추어 암 예방에 도움을 준다. 채소·과일식은 항산화 물질로 자연치유력을 높인다.

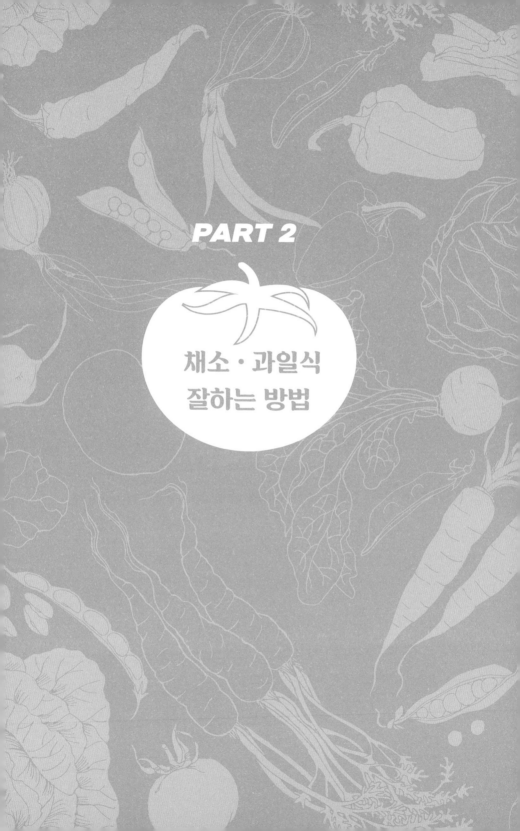

PART 2

채소·과일식
잘하는 방법

빈속에 먹어야 하는 채소·과일식

채소·과일식은 반드시
공복·식전에 섭취해야 한다

과일은 식후에 먹을 때 발효가 일어나 부패가 된다. 과일 자체의 문제가 아닌 가공식품 섭취 후에 과일을 먹어서다. 혈당이 올라가 인슐린 분비가 촉진된다. 소화가 빨리 되는 과일을 다른 음식보다 나중에 먹으면 독소가 생긴다. 독소로 인한 간수치가 올라간다. 과일은 완전식품으로 공복에 먹으면 해독작용을 도와 간 기능을 향상시킨다. 가열된 통조림 과일이 아닌 살아 있는 신선한 과일을 먹어야 한다. 신선한 과일은 혈당 조절에 가장 도움이 된다. 공복에 과일을 섭취하면 삶의 질이 높아진다. 식전 과일도 맛의 종류에 따라 배합을 지키면 좋다.

과일은 식전에 먹어야 가장 좋다

만성 소화불량과 속 쓰림으로 장기간 고생한 60대 남성분이 오셨다. 병원부터 한의원까지 안 가본 곳이 없다며 하소연을 하셨다. 각종 검사에는 아무 이상이 없으니 더 답답한 상황이다. 술, 담배, 커피, 빵 등 몸에 나쁜 것들은 다 끊었다. 식후에 속이 쓰린 증상으로 인해 저녁 수면에도 악영향을 끼쳤다. 식생활 습관을 면밀히 상담한 결과 식사 후에 꼭 후식으로 과일을 먹는 것을 발견했다. 커피와 담배를 끊은 대신 식후 입이 텁텁한 증상을 과일로 대체하면서 많이 먹게 되었다. 과일을 공복과 식전에 먹고 식사 후에는 3시간 간격을 두고 먹게끔 식단 지도를 했다. 한 달 뒤 더 이상 위장약이 필요 없을 만큼 소화불량과 속 쓰림이 사라졌다.

과일은 식전에 먹어야 한다고 상담할 때마다 안내한다. 반응은 두 가지다. 과일은 공복에 먹으면 속이 쓰릴 수 있다고 건강 프로그램에서 봤다는 반응이다. 다른 반응은 나는 지금껏 식후에 먹어왔지만 아무런 불편함이 없다고 하는 경우다. 형성된 인식을 전환하기는 결코 쉽지 않다. 특히나 누군가에 의해 의도적으로 지속적인 주입이 된 경우는 더더욱 힘들다. 인간의 몸은 어떤 상황에도 적응할 수 있게 진화되었다. 생존의 이유다. 자정 능력과 치유 능력 덕분으로 몸에 이상을 못 느낄 뿐이다. 불필요한 곳에 지속적으로 많은 에너지를 사용하는 만큼 건강한 노후와는 멀어지게 된다.

비알코올성 지방간 질환의 원인은 떡, 과일, 면 같은 탄수화물을 많이 먹어서라고 한다. 과일을 먹으면 당이 올라가 몸에 안 좋다는 괴담까지 조성되었다. 라면이나 스팸에 발암물질이 들어 있다는 사실은 외면한 채 천연 영양제인 과일이 마치 질병의 원인처럼 둔갑한 이유는 무엇일까. 발효가 되는 과일의 특성 때문이다. 발효된 음식은 몸에 좋지만 과일 자체가 몸 안에서 발효가 되는 것은 다른 문제다. 과일이 몸 안에서 발효가 될 수 있는 상황은 소화가 어려운 가공식품들 다음에 먹어서다. 식후에 과일을 디저트로 먹으면서 여러 증상들이 생긴다. 과일은 반드시 공복이나 식전에 먹어야만 한다. 인간은 과일을 그렇게 먹어왔다.

식후 과일은 부패해 독소를 가져온다

간에 좋다는 기능식품 대신 과일을 먹는 것이 훨씬 도움을 준다. 화학적인 성분이 아닌 생명력을 가진 자연의 에너지가 간에는 필요하기 때문이다. 공복 식전에 과일을 먹으면 과당과 섬유질 때문에 폭식을 방지해줄 수 있다. 과일의 당도 걱정하지 않아도 된다. 음식에는 당 지수를 수치로 정해놓았다. 혈액 내 혈당을 올리는 속도를 포도당 100을 기준으로 정한 수치다. 백미, 빵, 라면 등은 70이 넘는다. 과일, 현미, 통밀, 채소 등은 50 이하다. 컵라면과 김밥을 먹고 나서 바나나를 먹을 때 문제가 된다. 발효가 되어 배에 가스가 차고 간수치가 올라가는 것이다. 반드시 식전에 과일을 먹어야 하는 이유다.

인간은 오랫동안 과일을 주식으로 하며 생존해왔다. 과일에 생존에 필요한 모든 영양소가 들어 있다는 것을 뜻한다. 영양학적으로 포도당(탄수화물), 아미노산(단백질), 비타민, 미네랄 등의 무기질이 들어 있다. 과일에 든 영양소를 사용하기 위해서는 지켜야 할 것이 있다. 공복에 과일을 먹어야 한다. 다른 음식과 섞어 먹거나 직후에 먹으면 안 된다. 다른 음식을 발효시켜 부패해 독소가 쌓인다. 엄밀히 말하면 가공식품을 먹지 않으면 된다. 또 하나는 가열하지 않은 신선한 채소·과일식을 해야 한다. 과일은 번식이 목적이다. 가열을 한다는 것은 생명력을 잃는 것이다. 죽은 음식은 발효되어 산성으로 변해 독소가 생긴다.

통조림 과일을 먹었을 때 소화불량과 당 수치가 올라가는 것이다. 대부분 식당은 사용하기 편하고 비용이 저렴한 통조림 과일을 쓴다. 죽어있는 과일을 고기와 김치, 밥 등이 범벅된 뒤에 후식으로 먹게 된다. 발효가 되면서 소화불량이 오는 것은 당연하다. 잘못된 결과 때문에 당뇨환자들이 간식으로 과일 대신 커피나 빵을 먹는다. 과일의 당 지수는 백미보다 낮은 50이다. 가공식품은 두려움 없이 먹으면서 자연이 준 혈당 조절 천연 식품인 과일은 기피하고 있다. 과일의 천연 당 성분을 가공 당인 설탕의 포도당과 동일시하면 절대 안 된다. 인슐린이 더 오르는 것은 가공식품을 먹은 뒤에 과일을 섭취해서다. 당뇨의 범인은 과일이 아니다.

소화 속도 차이가 핵심

아침부터 삼겹살을 구워 먹는 모습을 TV에서 종종 볼 수 있다. 드라마에 고기 먹는 장면에서 과일을 먼저 먹는 모습을 본 적이 없다. 식사가 끝나고 난 뒤 후식으로 차와 과일을 먹는 것에 익숙해져 있다. 고기는 단백질로 소화가 가장 어려운 영양소다. 위장에서 3~4시간 을 머무르는 동안 부패되며 독소를 발생시킨다. 과일이 고기에 막혀 못 내려가고 발효가 되면서 몸은 산성화되어 속 쓰림이 발생한다. 소 화하는 데 큰 에너지가 필요 없이 30분이면 위장을 떠나는 과일이 제 기능을 못하는 이유다. 소화가 빨리 되는 과일을 먼저 먹고 난 후에 다른 음식을 먹어야만 한다.

과일을 먼저 먹은 후 식사를 하게 되면 맛에 대한 감각이 살아난다. 짜거나 맵게 먹어왔던 식성을 변화시켜 건강에 도움을 준다. 가공식품 에 들어간 화학조미료를 느끼면서 살아있는 음식을 먹고자 한다. 식전 과일은 포만감을 유지해 식사량이 줄어 다이어트에도 효과적이다. 설 탕 섭취가 줄면서 당뇨 관리에도 효율적이다. 소화시키면서 사용되던 많은 에너지가 절감되면서 피로는 줄고 활력이 넘치는 생활을 하게 된 다. 식전에 과일을 먹었을 뿐인데 삶의 수준이 높아지는 것이다. 과일 을 주식으로 하는 침팬지가 당뇨병에 걸리지 않는 이유다. 고릴라는 과 일만 먹고도 단백질 결핍이 아닌 가장 힘이 센 동물 중 하나다.

과일만 먹는 식습관을 가진 이들을 프룻테리언이라 한다. 과일이 소화불량을 일으키고 단백질 결핍을 가져온다면 그들 모두 병원 신세 를 져야 한다. 실제 프룻테리언들은 아주 건강하다. 식전 공복에 사과 를 먹어 속이 불편한 경우는 다른 과일을 먹다 위점막이 회복된 후 먹 으면 된다. 식전 과일도 배합을 지켜 먹으면 좋다. 가장 단맛이 나는 멜론이나 수박, 참외 종류는 별도로 먹자. 단맛이 나는 바나나, 포도, 무화과 등은 신맛이 나는 사과, 귤, 파인애플, 딸기 등과 함께 먹으면 좋다. 지방이 많은 코코넛이나 아보카도도 신맛 과일과 먹어도 괜찮다. 단맛, 신맛, 지방이 많은 과일을 동시에 많이 먹을 때는 소화불량이 올 수 있으니 주의하자.

　육식을 주식으로 하다 멸종한 호모에렉투스와 네안데르탈인의 치아도 과일을 먹은 치아로 밝혀졌다. 오랜 시간 과일은 공복에 먹어 온 음식이고 인간의 위장은 이에 맞추어 진화되었다. 고기나 밥, 김치를 먹은 다음 과일을 먹을 때 심각한 발효와 부패가 일어난다. 고기의 단백질에서 나온 독소들은 더욱 산성화되어 속 쓰림을 유발한다. 식후에 먹는 과일이 인슐린 분비를 촉진할 뿐 과일에 있는 당 자체는 혈당을 급격히 올리지 않는다. 과일에는 모든 영양소가 들어 있다. 식전 공복에 섭취를 하면 에너지 공급과 함께 독소 청소를 해주는 완전식품이다. 빨리 소화되는 과일을 먼저 먹고 30분 뒤에 식사를 하는 습관을 가져야 한다.

오래 많이 씹는 것이 건강의 비결

음식을 먹을 때는
많이 씹어야 한다

인간의 치아는 많이 씹도록 어금니가 발달했다. 위장에는 센서가 있어 식욕조절을 하게 한다. 센서가 작동하기 위해서는 식사시간이 최소 15~20분 정도가 필요하다. 탄수화물 분해가 잘 되지 않으면 장에서 부패한다. 부패는 독소를 발생시켜 독한 냄새가 방귀와 대변에서 난다. 씹는 행위는 행복 호르몬을 분비시킨다. 췌장은 여러 가지 효소가 나오는 중요한 역할을 한다. 췌장암의 원인은 흡연, 술, 비만이 주요 위험인자다. 가공육은 발암물질 1급으로 췌장에 나쁜 음식이다. 당뇨에 걸리지 않고 비만을 예방하는 채소·과일식을 하는 게 중요하다.

15분을 넘겨 센서를 작동시켜라

초등학생이 긴장된 얼굴로 엄마와 상담실을 찾았다. 지독한 방귀

냄새 때문이다. 좋다는 유산균도 먹여보고 장 검사까지 했지만 소용이 없었다. 아이들 놀림 때문에 학교에 가기 싫을 정도라고 하니 웃어넘길 문제가 아니었다. 평소에 치킨, 피자, 빵, 과자 등 가공식품을 즐겨 먹지 않았다. 고기 역시 좋아하지 않아 원인을 찾기 어려웠다. 국에 밥을 말아서 5분 내외의 시간에 먹는 것을 확인했다. 어금니가 아파 치과 치료 후부터 생긴 습관이었다. 밥을 국에 말지 말고 30번을 세면서 꼭꼭 씹어 먹으며 반드시 15분 이상 식사시간을 갖게 했다. 나중에 감사 인사를 전하러 온 아이의 밝아진 얼굴에는 웃음이 가득했다.

호모사피엔스 치아는 채소·과일식에 맞게 진화되었다. 총 32개 중 음식을 끊는 앞니는 8개, 고기를 찢을 때 사용하는 송곳니는 4개, 갈아 먹는 어금니는 20개다. 재미있는 사실은 치아 구성 비율이다. 단백질 권장 섭취량이 10~15%인데 송곳니의 비율이 12.5%다. 7백만 년이란 시간 동안 최적의 몸으로 진화되었음을 짐작하게 한다. 어금니가 20개인 이유는 많이 씹어 먹어야 하는 소화 구조임을 말한다. 사람의 위에는 센서가 있다. 음식을 많이 먹어도 탈이 나지 않게 위 상단의 2/3 위치까지 차면 식욕을 억제하게 한다. 측정하는 데 걸리는 시간은 약 15~20분이 걸린다. 식사를 빨리 할수록 포만감을 느끼지 못하게 되어 더 먹게 된다.

살아 있는 효소가 있어야 진짜 음식이다. 대표적인 소화 효소인 아밀라아제가 침에 있다. 침은 99.5%는 물이다. 나머지는 나트륨, 칼륨과 같은 전해질과 항세균성 물질이 있어 살균 능력이 있다. 0.5%가 아주 중요한 역할을 하는 것이다. 기억해야 할 것은 아밀라아제는 탄수화물과 지방만을 소화시킨다는 점이다. 단백질을 아미노산으로 분해하는 효소는 위의 펩신, 췌장과 소장의 펩티다아제다. 지방은 췌장에서 분비하는 리파아제가 소화시킨다. 중성 지방을 지방산과 글리세롤로 분해한다. 소화에 있어 췌장의 역할이 큰 이유다. 소화기관으로 위와 장을 떠올리지만 췌장이 잘 작동해야 한다.

탄수화물인 밥과 고구마, 감자, 밀 등 통곡물로 만든 음식은 많이 씹어 충분히 침이 나와야 소화가 잘 된다. 빨리 먹어 탄수화물이 분해되지 않고 소장에 들어가면 발효가 된다. 발효는 듣기 좋은 표현일 뿐 실제로는 부패 즉 썩는다. 썩으면서 독가스를 포함한 독소들이 생기고 방귀나 대변에서 끔찍한 냄새가 난다. 독한 방귀 냄새는 충분히 씹지 않아 소화가 안 되고 있다는 경고 신호다. 씹는 행위는 침도 나오게 하면서 혈중 세로토닌 호르몬 농도를 높여준다. 세로토닌은 행복 호르몬으로 알려진 신경전달 물질로 뇌에서 나온다. 소화 기능뿐만 아니라 행복을 위해서도 식사 때는 15분 이상 충분히 음식을 씹어주면 좋다.

많이 씹어 먹는 것은 췌장을 돕는 일이다

한국 사회의 빨리빨리 문화는 식사 시간에도 영향을 끼쳤다. 프랑스의 경우 식사 시간이 기본 1시간에서 2~3시간까지의 코스 요리가 유명하다. 우리나라는 국밥의 경우 10분이면 먹는다. 씹지 않고 후루

룩 마신다는 표현이 맞다. 충분히 씹지 않아 아밀라아제가 부족해도 소화불량에 걸리지 않은 이유는 췌장 덕분이다. 오장육부 장기에는 들어가지 않지만 중요한 기능을 한다. 탄수화물 분해를 위해 소량의 아밀라아제를 분비한다. 탄수화물, 단백질, 지방 3가지 영양소를 분해하는 효소가 모두 나온다. 탄수화물과 단백질은 50% 정도, 지방은 90%를 소화할 수 있는 효소다. 췌장은 알아주지 않아도 열심히 일하는 고마운 장기다.

췌장은 소화 효소만 분비하지 않는다. 혈액에 적정 포도당을 유지하게 하는 인슐린과 글루카곤 같은 호르몬을 분비한다. 많은 일을 하는 췌장에 암이 생기면 침묵의 살인자라고 불린다. 췌장암은 전조증상을 발견하기 매우 어렵기 때문이다. 5년 생존률도 10% 미만으로 모든 암 중 가장 낮아 무서운 암으로 알려져 있다. 암 진단 후 1년 안에 사망 확률이 가장 높다는 뜻이다. 췌장암의 발생률은 계속 증가하고 있다. 췌장암의 발병 원인으로 지목받는 1위는 흡연이다. 담배의 발암 물질이 췌장을 자극해 암세포를 유발한다. 다시 한 번 강조하지만 흡연은 절대 해서는 안 된다. 각종 암뿐만 아니라 모든 질병의 원인에 흡연이 있다.

흡연과 잦은 음주로 인한 췌장염, 비만 세포가 췌장암의 대표 위험인자다. 비만 세포는 췌장을 딱딱하게 만든다. 비만이 만병의 근원이라 불리는 이유다. 췌장의 기능을 이해하면 당뇨병과도 관계가 있음을 알 수 있다. 췌장암 수술 후 당뇨가 자주 생기는 이유다. 췌장이 절제되면 인슐린 분비가 급격히 줄어들어 당뇨병 발생 위험이 높아진다. 췌장과 연결된 여러 혈관들은 장을 포함한 주변 장기에 에너지를 공급한다. 췌장암 수술이 어려운 까닭이다. 혈관을 잘라내면 주변 장기에 손상을 줘 합병증으로 사망하게 된다. 비만과 가족력이 없음에도 당뇨병이 나타나는 경우는 췌장암 검진이 필요하다.

당뇨병을 오래 앓을수록 췌장암 발병 위험성이 커져 20년 정도에 가장 위험이 크다는 연구결과도 있다. 간단히 말하면 췌장을 혹독하게 일을 시킬 때 문제가 생긴다는 것이다. 식사 때 씹어 먹는 행위가 얼마나 중요한지 느꼈을 것이다. 금연, 금주와 함께 채소·과일식으로 비만과 당뇨를 예방하면 된다. 특수 유전자 검사를 통해 불안 속에서 평생 스트레스를 받으며 사는 것은 어리석은 방법이다. 동물성 식품인 가공육은 췌장에 나쁜 대표적인 음식이다. 가공육에서 나오는 발암물질은 1급이라는 사실을 기억하자. 여러 번 씹고 식사 2시간 후에 물을 한 컵 마시면 위산을 중화시켜 췌장이 힘들지 않도록 도와준다.

침에는 소화 효소인 아밀라아제가 들어 있다. 아밀라아제는 탄수화물을 포도당으로 분해한다. 충분히 씹지 않고 음식을 삼키면 췌장에서 아밀라아제를 분비해 소화를 돕는다. 인슐린과 글루카곤 호르몬을 분비해 혈액 내 포도당을 조절해준다. 췌장은 단백질과 지방을 분해하는 소화 효소도 분비한다. 많은 중요한 역할을 하는 췌장을 잘 관리해야 한다. 담배, 술, 가공식품 특히 가공육 섭취를 제한해야 한다. 비만 세포는 췌장을 공격해 딱딱하게 만든다. 당뇨와 비만을 예방하는 채소·과일식을 하는 것이 중요하다. 평소 식사 때 꼭꼭 씹고 식사 후 2시간 후 물을 마시는 습관이 췌장을 돕는다.

올바른 아침 식사법

아침에는 무조건
채소 · 과일식만 해야 한다

우리는 언제부터 하루 3끼를 먹어오기 시작했을까? 특히 자라나는 청소년의 아침 식사가 중요하다는 인식은 누가 만든 것일까? 아침에 우유와 시리얼로 시작을 하면 정말 몸에 좋은 건지 이제는 따져봐야 한다. 음식의 섭취, 소화, 흡수, 배출되는 주기를 8시간으로 나눈 3대 주기를 알아야 한다. 섭취, 동화, 배출 주기다. 아침은 밤 사이 소화와 흡수를 마치고 남은 노폐물과 독소를 배출하는 중요한 시기다. 무거운 아침 식사는 독소 배출에 사용될 에너지를 쓰지 못하게 만든다. 낮 12시까지는 과일과 과일 주스만 먹도록 한다.

아침 식사는 꼭 필요한 걸까?

인생에 있어 마지막 다이어트라며 찾아온 상담자다. 식욕억제제부터 모든 다이어트 건강기능식품을 먹었고 지방 흡입 수술까지 한 30대 여성이다. 기존의 패턴은 한 달 동안 미친 듯이 살을 빼 15~20kg을 감량을 하는 것이다. 그리고 3~4개월 후에 20kg가 다시 찌는 걸 반복해 어느새 90kg가 되었다. 비만의 가장 큰 이유는 세 끼니 폭식과 야식이었다. 만성 변비로 변비약 없이는 정상적인 배변 활동이 어려운 상태였다. 식생활 습관의 변화로 아침에는 채소·과일식만 하게 했다. 점심, 저녁 식전에는 채소·과일식을 하게 했다. 폭식과 야식이 줄어들고 변비 증상이 없어지는데 정확히 3주가 걸렸다. 3개월 후에도 여전히 70kg를 유지했다.

오래전부터 TV에서 볼 수 있는 식품 광고 중 하나가 시리얼이다. 시간이 지나도 광고 형식은 바뀌지 않는 게 있다. 아이나 엄마가 등장하고 우유와 함께 시리얼로 하루를 시작하는 것이다. 심지어 엄마가 소중한 아이에게 행복한 아침을 시작하게 해주는 것이라는 환상적인 메시지를 삽입한다. 이 얼마나 철저하게 상업적인 광고인가. 나의 부모 역시 현란하고 철저한 계산에 의해 제작된 상술에 속으셨다. 어렸을 적 내내 아침뿐만 아니라 점심 오후 심지어 야식으로 배고플 때면 언제나 우유에 시리얼을 먹었으니 말이다. 설탕과 각종 화학첨가제, 유전자 변형된 밀로 가득한 제품을 맛있게 몸에 좋은 줄로만 알고 먹었다.

아토피인 자녀와 방문한 부모에게 아침 식사를 채소·과일로 바꾸라고 조언을 한다. "공부하는 학생들은 아침밥이 중요하다고 하던데 아닌가요?"라고 되묻는다. 많은 직장인들이 아침을 거른다. 시간이 없어서도 있지만 더 정확히는 아침밥을 챙겨주는 엄마와 함께 살지 않기 때문이다. 직장인들이 학생보다 뇌 에너지를 덜 사용할 리는 없다. 아침을 먹으면 속이 거북해 모닝커피 한잔으로 대체하는 직장인이 많다. 학창시절 엄마가 챙겨주는 아침을 먹을 때는 만성피로와 소화불량에 시달렸다. 대학에 진학하고 독립을 하면서 자연스레 아점(아침 겸 점심)을 먹는 것에 익숙해진다. 몸은 도리어 더 가벼워짐을 느낀다.

한국에서의 수능 시험일은 거의 국가 비상사태다. 관공서를 포함한 금융권까지 출근 시간을 늦춘다. 외국어 듣기 평가 시간에 맞추어서는 항공기의 이착륙까지 조정한다. 수능 당일 컨디션 조절하는 방법 중 아침과 점심 식사에 관한 전문가의 조언은 항상 등장한다. 평소 아침 식사는 뇌의 에너지원인 포도당을 공급해주기 위해 반드시 챙겨 먹으라고 한다. 수능일에는 너무 무거운 식단보다는 가볍게 과일과 같은 소화가 잘되는 음식들로 먹기를 권한다. 식사를 통해 소화시키는 데 사용되는 에너지가 엄청나다는 사실을 이미 전문가들도 다 알고 있는 거다. 누구를 위해 아침 식사를 꼭 먹어왔는지 생각해볼 필요가 있다.

섭취, 동화, 배출 주기를 이해하기

전통의학과 현대의학은 통합의학이라는 이름으로 의료 현장에서 사용되고 있다. 수천 년간 인간의 몸을 관찰하고 기록한 전통의학에서 얻어야 할 것이 분명 있기 때문이다. 인간의 몸이 움직이는 주기에 대한 이해도 같아졌다. 인간도 자연의 일부라는 관점이다. 낮 12시부터 저녁 8시까지는 섭취 주기, 저녁 8시부터 새벽 4시는 동화 주기, 새벽 4시부터 낮 12시까지는 배출 주기다. 3대 주기를 이해하면 왜 아침 식사가 꼭 필요 없고 채소·과일식만 해야 하는지 알게 된다. 지극히 상식적인 내용이다. 먹으면(섭취) 소화와 흡수(동화)를 하고 생기는 노폐물과 찌꺼기를 내보내는 작용(배출)을 자연의 리듬에 맞추어 크게 8시간 단위로 나눈 것이다.

섭취 주기(낮 12시~저녁 8시)

섭취, 동화, 배출은 항상 작동한다. 그중에서도 음식을 효율적으로 소화할 수 있는 시간에 먹는 것이 중요하다. 야식이 몸에 나쁘다는 건 누구나 알지만 아침 식사가 몸을 무겁게 한다고 생각하지 못한다. 노폐물과 독소 청소가 충분히 이루어진 상태에서 먹을 때 영양공급이 잘 된다. 좋은 영양 공급은 살아 있는 채소·과일식을 말한다. 단백질을 위한다고 가공육 고기를 먹을 때 췌장이 얼마나 힘들어하는지 우리는 안다. 가공식품을 먹는다면 반드시 이 시간 안에 먹어야 한다는 걸 유념하자. 늦은 밤 들어오는 가공식품은 몸의 자연 주기를 깨뜨린다.

동화 주기(저녁 8시~새벽 4시)

먹고 소화된 음식에서부터 얻은 영양분과 에너지가 몸 구석구석 전달되는 시간이다. 흡수할 것은 하고 내보내야 할 것은 버릴 준비를 한다.

수면 시간을 통해 장기와 세포들은 회복과 재생을 한다. 멜라토닌 등 각종 호르몬들이 생성되는 중요한 시기다. 휴식을 하면서 손상된 곳을 수리하는 시간이 몸에는 반드시 필요하다. 불과 전기의 발견으로 인간의 밤낮 구분이 없어지면서 문제가 생겼다. 충분히 쉬어야 할 시간에 채소·과일식이 아닌 가공식품이 들어오면서 비만과 질병이 생기는 큰 원인이 됐다. 쉬지 못한 결과는 암이라는 미친 세포로 나타난다.

배출 주기(새벽 4시~낮 12시)

동양의학에서는 아주 오래전부터 건강의 상태를 관찰하는 방법 중 하나로 혀 상태를 봐왔다. 서양의학도 최근 혀 상태를 통해 질병을 예측하는 진단법이 체계화됐다. 혀에 하얀 물질인 백태 또는 설태는 밤사이 배출이 이루어진 가장 명확한 신호다. 입 냄새와 백태는 3대 주기가 제대로 작동하지 않는다는 신호다. 3대 주기 모두 중요하다. 독소 배출이 질병 예방과 건강을 위한 핵심이므로 배출주기는 가장 중요하다. 동화주기에서 걸러진 노폐물들과 죽은 세포들이 배출되는 시간이다. 림프 시스템을 통한 독소 배출이 가장 효율적으로 되는 시간이 아침이다.

아침 식사 습관에 관한 조언

우리는 소화를 시키는 데 얼마나 큰 에너지가 사용되는지 안다.

아무리 많이 먹어도 살이 찌지 않는 사람이 있다. 물만 먹어도 살이 찐다고 호소하는 이도 있다. 물만 먹어서는 절대 살이 찌지 않는다. 체질의 차이다. 많이 먹더라도 불필요한 것들은 몸에 저장을 하지 않고 내보내는 작용이 잘되면 살이 찌지 않는다. 조금만 먹어도 지방으로 저장하는 것은 내 몸의 3대 주기가 정상적으로 작동하지 않는다는 것을 알아야 한다. 야식을 금하고 아침에 채소·과일식을 하는 것이 몸의 회복을 도와주는 첫 시작이다.

앞선 다이어트 상담자의 경우에는 무엇보다 야식으로부터 벗어나야 했다. 에너지 공급과 흡수가 제대로 되지 않아 밤에도 배가 고픈 것이다. 낮에는 채소·과일식을 실컷 먹었다. 밤에 배가 고프면 바나나와 견과류만 먹게 했다. 2주 정도 지나면서 저녁 7시부터 아침 7시까지는 물만 마셨다. 잠은 늦어도 밤 11시에는 들어 최소 7시간 수면을 했다. 3주차부터는 14시간 공복을 유지하기 시작했다. 4주차부터 아침은 과일 주스만 먹었다. 7시간 수면과 12시간 공복상태를 유지할 수 있어야 건강한 몸이다. 원래 인간의 몸은 그렇게 설계되었다.

독소 배출을 잘하기 위해서는 아침은 안 먹는 게 가장 좋다. 먹더라도 채소·과일식을 해야 한다. 다이어트를 결심했다면 무거운 아침식사 대신 가벼운 과일로 하루를 시작해야 한다. "아침 사과 한 알이면 의사가 필요 없다"는 격언은 오랜 삶의 지혜가 담긴 것이다. 낮 12시까지는 정제 탄수화물과 동물성 식품 대신 채소·과일식을 해야 한다. 이것이 이 책에서 전하고자 하는 내용의 출발이다. 채소·과일식은 마음껏 먹어도 상관없다. 모닝커피 대신 과일 주스를 마셔야 한다.

과일 주스에 대한 자세한 설명은 다음 장에서 다루기로 한다.

독자 중에 주야간 근무 교대나 3교대 일정에 맞추어 근무하는 경우도 있을 것이다. 야간 근무를 할 때 야식은 최대한 먹지 않는 것이 좋다. 간식은 채소·과일식으로 대체하자. 아침 퇴근 후에는 가볍게 과일 주스를 먹고 취침에 들어가자. 기상 직후에도 신선한 채소·과일식을 먹은 후에 일반식을 하도록 한다. 잠들기 전과 기상 후 3~4시간 안에는 채소·과일식 섭취가 핵심이다. 예능 프로나 유튜브 먹방에서 아침부터 삼겹살을 구워먹고 라면이나 파스타, 피자를 먹는 연출을 종종 볼 수 있다. 따라해서는 안 된다. 인간의 몸은 절대 그렇게 설계되지 않았다. 아침부터 과도한 탄수화물과 단백질을 섭취하기보다 차라리 아무것도 먹지 않는 것이 몸에는 좋다.

아침부터 우유와 시리얼을 먹는 것은 건강과 성장에 절대 도움이 안 된다. 식품회사들은 계속해서 시리얼에 칼슘, 비타민 등 화학첨가제를 첨가하며 당 함량은 절반 이하로 낮췄다고 강조한다. 가공식품이 나쁘다는 걸 그들도 안다. 섭취, 동화, 배출 주기 원리에 따라 아침 식사는 하지 않아도 된다. 독소 배출 시간에는 배출에만 에너지 소모가 될 때 몸은 건강하다. 낮 12시까지는 채소·과일식만 해야 하는 이유다. 저녁 8시부터 아침 8시까지 12시간 공복을 유지해야 한다. 수면은 하루 7시간씩 규칙적으로 할 때 재생과 회복, 노폐물 청소가 잘 된다. 교대 근무자들도 취침 전, 기상 후 채소·과일식을 먼저 하자.

과일 주스를 마시자

채소·과일식 잘 먹는 방법
- 과일 주스가 가장 좋다

기상 후에는 가장 먼저 물을 한 잔 마셔야 한다. 수면 중에 노폐물을 배출하고자 수분이 부족해졌기 때문이다. 물은 찬물이나 뜨거운 물이 아닌 일반 정수가 좋다. 온도를 유지하기 위해 불필요한 에너지 소모를 막기 위함이다. 저녁 식사를 7시에 마치고 12시간 만에 처음 들어오는 음식은 반드시 과일이나 과일 주스여야 한다. 여전히 독소를 배출해야 하는 몸에 에너지를 주는 유일한 음식이다. 과일에 들어 있는 각종 영양소들은 다른 음식을 섭취할 준비를 하게 해준다. 많이 씹지 않아도 소화 에너지가 필요 없는 과일 주스를 마시자.

과일 주스는 먹기 편하며 영양소가 풍부하다

당뇨약을 평생 먹어야 하는 줄 알다가 식단 관리를 통해 개선하고

자 하는 상담자가 왔다. 과일이 당뇨 조절에 도움이 된다는 인식의 전환은 한 상태였다. 치아와 잇몸 상태가 좋지 않아 현미를 씹는 데도 불편함을 느꼈다. 과일 주스를 권했다. 모든 가공식품과 동물성 식품을 제한하고 과일 주스와 채소로만 2주를 보냈다. 2주 후 당 수치가 약 없이도 유지가 됐다. 4주차에 혈액검사 결과 당화혈색소(포도당+헤모글로빈 결합 수치)도 정상으로 돌아왔다. 채소·과일의 자연당이 아닌 가공 설탕이 몸의 혈당 조절 능력을 망가뜨린 것임을 확인하는 순간이었다.

앞장에서 소화의 3대 주기(배출,섭취,동화)에 대해 이해했다. 배출주기(새벽4시~낮12시)에는 채소·과일식을 해야한다. 낮 12시까지는 과일이나 과일 주스만 먹도록 하자. 과일은 있는 그대로 씹어 먹는 것이 좋다. 현재 우리의 식습관은 씹는 것보다 마시는 것을 더 좋아하고 편해 한다. 아무리 아침 사과가 좋아도 먹지 않으면 의미가 없다. 사과, 딸기, 당근을 따로 계속 먹지는 못해도 셋을 한 번에 갈아 마시는 건 장소와 시간에 구애를 받지 않는다. 영양소적인 측면에서 접근한다면 어떠한 가공식품보다 훌륭한 것은 따질 필요도 없다.

가장 과학적인 것은 내 몸에 가장 효과적인 것이다. 직접 해보면 된다. 그냥 채소·과일식을 아침에 하는 것보다 과일 주스는 오랫동안 지속할 수 있다. 영양제는 절대 채소·과일을 대체할 수 없다. 과일에는 중요하다고 알려진 영양소 외에도 많은 미량 영양소가 있기 때문이다. 특히나 생명력을 가진 에너지는 가공식품으로는 얻을 수 없다. 스트레스를 받거나 화기 나는 상황에 물을 마시면 진정되는 효과가 있다. 과일 주스는 항산화 물질을 혈액에 공급해 활성산소를 빠르게 중화시켜 준다. 부부 간에 심각한 대화를 나눠야 할 때는 미리 과일 주스를 함께 마시자. 대화 중에 발생하는 활성산소가 중화되면서 싸움으로 가는 것을 막아줄 수 있다.

인류 진화 과정 중 가장 큰 최초의 발견을 불로 꼽는다. 해가 지고 나서도 생활을 가능하게 했다. 다른 육식동물들로부터 생존하게 했기 때문이다. 문명이 발달함으로써 불의 발견은 전기로 대체가 되었다. 밤낮의 구분이 없어지면서 인간의 생체리듬에 문제가 생기기 시작했다. 3교대 근무를 하는 사람들의 가장 큰 불편 증상은 불면, 소화불량, 변비 등이다. 야식을 먹게 됨에 따라 비만이 되기 쉽다. 24시간 편의점부터 야식 배달업소 등 언제든지 가공식품을 먹을 수 있는 환경 속에 살고 있다. 먹고 난 후 몸의 노폐물과 음식 찌꺼기를 제거하는 활동에 문제가 생겼다. 아침에는 무조건 과일 주스를 먹고 하루를 시작하자. 몸의 균형이 회복된다.

과일 주스를 효과적으로 먹는 방법

물도 꼭꼭 씹어 먹으라는 옛말이 있다. 그만큼 씹는 행위가 주는 영향이 크다. 침을 충분히 나오게 하는 것이 췌장에까지 영향을 주는 원리를 이해했다. 현대의학은 아직 암의 원인을 정확히 모른다. 인체의 작동 원리를 생각해보면 상식적으로 원인은 나온다. 자연의 법칙을 따르지 않고 오랜 시간동안 일을 너무 많이 시켜서다. 사람의 어금니가 32개 중 20개나 된 것은 씹고 갈아서 음식을 먹으라는 뜻이다. 과일 주스도 꼭꼭 씹어 먹어주면서 침과 섞이게 해주면 가장 좋다. 벌컥벌컥 마시지 말고 한 모금씩 살아 있는 에너지를 느끼며 먹자.

바로 채소·과일식으로 바꿀 수 없다면 일주일에 격일로 3~4일부터 시작해보자. 채소·과일식으로 낮 12시까지 보낸 날 몸이 더 가벼워짐을 느낄 것이다. 밥을 먹어야 힘이 나고 든든한 느낌은 소화시키는데 에너지가 많이 사용되는 것이란 걸 알게 된다. 과일 주스는 아무리 많이 먹어도 괜찮다. 내 몸이 원하는 대로 얼마든지 먹어도 좋다. 실제로 한 번에 500ml 이상 마시기 쉽지 않다. 배출 주기를 가장 효율적으로 보내면서 몸은 놀라울 만큼 에너지가 넘치기 시작한다. 섭취와 동화 주기 과정도 에너지 낭비를 하지 않고 이뤄진다.

주스를 만들어 먹을 때 알면 흡수에 더 좋은 것도 있다. 당근의 경우는 베타카로틴이라는 성분이 많이 포함되어 있다. 수용성, 즉 물에 잘 녹는 성분이 아니라서 흡수가 잘 안 된다. 당근 자체로만 주스를 만들지 말고 사과나 딸기와 함께 주스를 만들어주면 좋다. 토마토도 마찬가지다. 주스를 만들 때는 설탕이나 다른 어떠한 첨가제도 넣어서는 안 된다. 과일 주스는 절대 가공되어 판매하는 것을 사서 먹으면 안 된다. 열로 살균처리가 되어 영양소와 생명력이 이미 사라져 있다. 살아 있는 과일은 절대 인간의 몸을 해하지 않는다.

사과는 껍질째 먹는 것이 좋다. 주스를 만들 때도 껍질째 넣어야 한다. 농약 부분이 염려될 것이나. 대부분의 농약은 사용 후 2주 내에 자연적으로 분해된다. 잔류 농약도 세척 과정에서 물에 씻겨 사라진다. 식초나 소금물에 세척할 때와 물에 그냥 했을 때 차이가 거의 없다. 소금물이나 식초에 의해 영양소가 파괴될 수 있다. 물에 1분 정도 담갔다가 흐르는 물에 씻어주면 된다. 사과의 꼭지가 움푹 들어간 부분은 잔류 농약이 있을 수 있으므로 제외한다. 딸기 역시 꼭지는 먹거나 주스에 넣지 않는다. 그 어떤 영양제보다 과일 주스가 더 몸에 좋다.

과일 주스를 시작할 때 알아야 할 사항

과일이나 과일 주스를 먹기 시작하면서 속이 더부룩하게 느껴질 수 있다. 위장에 남아 있는 노폐물들이 청소되고 있는 증상이다. 독소들이 완전히 제거되고 나면 더부룩함도 사라진다. 일주일 정도 걸리는 시간을 단축시키고자 할 때는 채소와 함께 먹으면 된다. 독소들로 인해 과일이 발효되는 것을 완화시켜줘 속이 한결 편하다. 설사의 경우도 몸이 좋아지면서 나타나는 호전반응, 명현반응으로 이해하면 된다. 수분 함량이 많은 진짜 음식들만 계속 들어오면 위장이 청소되는 것은 당연하다. 오랫동안 남아 있는 숙변이 제거되는 좋은 증상으로 보통 이틀 내에 멈추니 걱정하지 않아도 된다.

사과나 사과 주스를 먹고 속이 너무 쓰리거나 배에 가스가 차는 경우도 있다. 이럴 때는 바나나로 대체해서 위점막이 회복된 후에 사과를 먹기 시작하면 된다. 보통 일주일 정도면 위장 기능이 회복되어 사과를 먹어도 불편함이 없게 된다. 토마토의 경우는 알러지가 있으면 다른 과일로 대체해서 먹는다. 가공된 오렌지 주스가 산성이지 살아 있는 오렌지는 몸을 산성화하지 않는다. 이것을 구별해야 한다. 각종 가공 음료수보다 살아 있는 과일 주스가 몸에 부작용이 없다는 것은 당연하다. 더 이상 과일에 대한 두려움을 갖지 말자. 과일 주스를 마실 때는 최소 30분에서 1시간 뒤에 다른 음식을 먹자. 더욱 효과적으로 몸을 회복시키는 방법이다.

속이 거북하고 더부룩한 것은 사과 자체의 문제가 아니다. 사과를 오랫동안 식후에 먹어오면서 생긴 결과로 이해해야 한다. 각종 가공식품의 화학 첨가물 섭취에 대한 연구는 이루어지지 않은 채 단순히 산성 과일은 공복에 조심해야 한다는 말만 하는 것이다. 오렌지, 자몽, 파인애플 같은 과일도 실제로 몸에 들어가면 알칼리성이 된다. 산성을 중화시키는 역할을 하지 과일은 절대 몸을 산성화시키지 않는다. 그랬다면 호모사피엔스는 멸종했다. 어떤 종류의 과일이나 과일 주스를 먹을지에 대한 기준은 딱 하나다. 살아 있는 신선한 자연 그대로의 상태면 된다.

현재 내 몸에 독소가 많이 쌓여 있는 경우에는 약간의 두통과 두드러기가 생길 수 있다. 독소 청소를 하면서 생기는 현상이므로 별도로 약을 먹지 않아도 된다. 림프 시스템이 자가치유하는 과정 중에는 부종과 가려움이 동반된다는 것을 미리 인지하자. 설사는 몸이 독소를 배출하는 자연스런 증상이디. 수분함량이 많은 과일 주스로 탈수는 걱정하지 않아도 된다. 순간의 불편함에 놀라서 멈추지 말아 달라는 부탁이다. 과일이 맞지 않는 체질은 없다. 가공식품에 길들여져 오염된 몸이 정화되는 과정을 며칠만 참고 넘기면 된다. 인내해주면 몸은 건강을 회복하는 것으로 보답한다.

　밤 사이 영양분을 흡수하고 회복과 노폐물 배출을 하며 아침을 맞이한다. 기상 후에는 물을 꼭 한 잔 마셔준다. 낮 12시까지는 과일이나 과일 주스만 먹자. 장소나 시간에 구애 없이 먹기 편한 과일 주스가 좋다. 과일 주스는 독소 배출에 도움을 주며 다른 음식을 받아들일 에너지를 공급해준다. 과일 주스는 절대 가공된 것을 사서 먹어서는 안된다. 가공 주스가 당을 올리고 산성화시킨다. 농약의 경우는 물에 1분 정도 담궈서 흐르는 물에 헹구면 분해된다. 꼭지 부분은 먹지 않는다. 몸이 정화되는 과정 중에 나타나는 불편한 증상은 며칠 내로 없어진다. 과일 주스로만 아침을 시작하고 보내는 것이 건강을 회복하는 중요한 첫걸음이다.

흰 가루 음식을 피하자

백미 대신 현미,
밀 대신 통밀을 먹어야 한다

탄수화물은 자연에서 온 복합 탄수화물과 가공한 정제 탄수화물로 나뉜다. 탄수화물이 혈당에 문제가 되는 것은 정제 탄수화물 때문이다. 백미나 밀가루로 만들어낸 떡이나 빵, 케이크, 면 종류는 먹는 즉시 혈당이 오른다. 혈당을 낮추기 위해 인슐린 호르몬이 많이 분비된다. 간과 지방에 당을 저장하고 나면 혈당이 떨어져 다시 당 섭취를 하게 된다. 당이 당을 부르는 당 중독에 빠지게 되는 원리다. 인슐린을 생산하는 췌장에 문제가 생기면 당뇨병이 된다. 간에 지방이 계속 쌓이면 지방간이 된다. 고혈압과 고지혈증도 함께 온다. 비만과 질병을 예방하기 위해서는 복합 탄수화물인 현미, 통밀을 먹자.

현재 우리가 주식으로 하는 밥은 흰쌀 즉 백미다. 현미는 벼의 두 겹의 껍질 중 겉껍질인 왕겨만 벗긴 것이다. 속껍질은 겨라고 부르며 왕겨보다 부드럽다. 백미는 겉껍질과 속껍질 모두 벗겨 부드럽다. 오랜 시간 현미 형태의 쌀을 먹어오다 도정 기술이 발달하면서 지금의 백미를 먹게 된 것이다. 현미는 거칠고 단단해 여러 번 씹어 먹어야 해서 한 번에 많이 먹을 수 없다. 영양분 함량은 백미가 현미의 5%에 불과하다. 백미가 제거한 쌀겨에는 영양분의 29%, 쌀눈에는 66%가 들어 있다. 현미는 백미보다 미네랄과 지방 성분이 많아 다양한 맛과 고소한 맛이 나는 특징이 있다.

현미는 단백질과 지방산, 비타민 B군 영양소가 들어 있다. 현미를 먹으면 영양제를 따로 먹을 필요가 없는 이유다. 식이섬유도 풍부해 변비와 비만 예방에도 좋다. 발아 현미는 말 그대로 싹이 나온 상태다. 현미는 쌀눈이 있어 땅에 심거나 물을 주면 싹을 틔우는 살아 있는 상태다. 백미는 그대로 썩는다. 죽은 쌀이다. 백미는 대부분이 탄수화물로 구성되어 당뇨환자들은 반드시 현미를 먹어야 한다. 부드러워 덜 씹고 삼키기 편한 백미를 선택한 결과 일본에서는 각기병이라는 비타민B 영양결핍으로 많은 인구가 사망한 시기도 있었다.

현미를 이해하기 위해서는 식이섬유에 대해 알 필요가 있다. 식물의 세포벽 성분을 지칭하는 것으로 사람의 소화효소로는 분해가 안 된다. 변비에 식이섬유를 많이 먹으라는 이유다. 물에 녹는 종류에 따라 수용성과 불용성 식이섬유로 나뉜다. 수용성에는 과일과 해조류가 해당된다. 포만감을 주고 혈당과 콜레스테롤 조절에 도움을 준다. 불용성에는 현미, 보리, 통밀, 귀리 등 곡물류가 해당된다. 물을 흡수하면 크게 팽창하며 장 연동운동을 촉진한다. 독소 배출에 큰 역할을 하는 중요한 물질이다. 공복이나 식전에 과일을 먹고 식사 때 미역, 다시마, 김 등의 해조류를 현미, 잡곡밥과 먹으면 좋다.

채소·과일식과 현미식을 함께하면 식이섬유로 인해 포만감이 커진다. 식사량이 줄어들면서 지방이 감소하게 되어 몸무게 감량이 되는 것이다. 불용성 식이섬유를 제거한 정제 탄수화물을 먹으면서 장에도 문제가 생기기 시작했다. 밀가루 반죽은 끈적거리며 손에 달라붙는다. 장에서도 똑같이 작용해 오랜 시간 방치되면 용종이 된다. 현미만 먹기가 어려우면 통곡식인 보리나 귀리를 섞어 먹어도 좋다. 특히 콩과 조, 수수 등을 쌀과 함께 먹으면 단백질 섭취를 완전하게 할 수 있다. 단백질의 기본 구성단위인 아미노산이 모두 포함되어 있기 때문이다. 잡곡밥을 먹으면 체내에서 형성되지 않는 필수 아미노산 9가지를 음식으로 섭취할 수 있다.

밀가루에 대해 알고 먹어야 한다

우리가 가장 많이 즐겨 먹는 음식의 원료는 밀가루다. 빵부터 국수, 라면, 자장면 등 각종 면 음식의 핵심 재료다. 밀을 갈아서 만든 것이 밀가루다. 밀가루는 탄수화물 92%, 단백질 8%로 이루어져 있다. 혈당을 급격하게 올리고 복부 지방으로 저장이 잘 된다. 당 중독을 일으켜 폭식하게 되는 주요 범인이다. 밀가루 자체는 당 지수가 55이지만 가공되면서 높아진다. 빵은 보통 90 이상이며 라면은 73이다. 통밀가루로 만든 빵은 50이다. 통밀을 먹어야 하는 가장 큰 이유는 비만과 당뇨를 예방하기 위해서다.

흰 밀가루는 글루텐 함량에 따라 강력분(빵, 파스타에 주로 사용), 중력분(국수), 박력소맥분(튀김요리) 세 가지 종류로 나뉜다. 글루텐은 밀을 물과 섞을 때 밀의 주요 단백질끼리 결합하여 생기는 새로운 단백질이다. 음식 메뉴판에 글루텐 프리가 적혀 있는 경우가 있다. 글루텐 프리 빵도 있다. 글루텐은 밀이나 보리 등 곡류에 있는 물에 녹지 않는 불용성 단백질이다. 빵의 식감을 높이기 위해 밀가루 음식에는 글루텐이 다 들어간다. 글루텐 가공 단백질이 몸에 나쁜 영향을 끼치는 것이 확인되었다. 글루텐 불내증이라고 한다. 소화불량, 복통, 복부 팽만, 설사, 변비 등 소화기능 장애를 가져온다. 아토피의 원인으로도 밝혀지고 있다.

밀가루는 지방 저장량을 높여 비알코올성 지방간을 유발한다. 술을 안 마셔도 지방간이 생기는 이유다. 글루텐은 분해될 때 마약 성분으로 변해 중독을 가져온다. 밀가루 음식을 먹어도 먹어도 질리지 않는 이유다. 통밀로 만든 밀가루 음식을 먹는 게 중요하다. 빵을 먹을 때 통밀빵이나 글루텐 프리 빵을 먹도록 하자. 밀가루 음식이 먹고 싶을 때는 메밀로 만든 식품으로 대체하자. 가공된 제품에서 글루텐 프리 100%를 기대하기는 어렵기 때문에 마음껏 먹어서는 안 된다.

건강을 회복하기 위해서는 밀 대신 통밀을 먹어야 한다. 통밀은 수입이 아닌 유기농으로 재배하는 우리 밀을 이용하자. 수입 밀은 유통과정의 벌레 문제를 위해 농약을 뿌린다. 문제는 가공식품이나 식당에서 밀은 대부분 수입 밀을 사용한다. 밀가루 제품에서 GMO(유전자 변형 식품)가 아니라는 문구를 쉽게 볼 수 있다. 현재 GMO 제품은 공식적으로는 제품 판매나 수입이 불가능한 상태다. 문제는 실제로 유통되고 있고 얼마나 되는지조차 알 수 없는 상태. 밀가루 음식은 되도록 안 먹는 게 가장 좋다.

주식인 흰 쌀밥만 섭취하는 것은 영양소 불균형이 올 만큼 좋지 않은 식품이다. 모든 영양소를 가지고 있는 현미를 먹어야 한다. 당뇨 환자는 반드시 백미에서 현미식으로 바꿔야 한다. 현미에 보리, 귀리, 조, 수수, 콩 등 통곡물을 섞은 잡곡밥을 먹어도 좋다. 밀가루는 탄수화물 함량이 높아 혈당을 올리고 비만을 가져온다. 가공 과정에서 글루텐이 나와 소화기능 장애를 비롯해 안 좋은 영향을 끼친다. 수입 밀이 아닌 우리 밀을 먹어야 농약과 GMO로부터 자유롭다. 백미는 반드시 잡곡을 섞어 먹고 밀가루는 가급적 먹지 않는 게 건강에 좋다.

고기를 먹을 것인가 말 것인가

고기는 하루에 한 번만 먹고
채식과 함께 먹어야 한다

    고기를 전혀 안 먹는 것은 채식주의자다. 현실적으로 쉽지 않다는 걸 잘 안다. 동물성 식품(고기, 생선, 우유, 달걀, 치즈 등)까지 완벽히 제한하기는 더욱 어렵다. 이번 장은 현실적인 조언을 하고자 한다. 최대 하루 한 끼만 고기를 먹는다고 기준을 정해놓자. 안 먹을 수 있는 날이 많으면 더 좋다. 아침은 과일과 과일 주스만 먹고 남은 한 끼는 통곡물과 해조류를 곁들인 식사를 하면 된다. 이렇게 7:3의 법칙만 실천해도 우리 몸은 충분히 건강하고 질병을 예방할 수 있다. 고기의 필요성과 유해성, 섭취 시 주의해야 할 점들도 살펴보자.

인간은 고기를 먹게 진화했을까?

    인간은 언제부터 고기를 많이 먹기 시작했을까? 인간의 오래된 역사가 담긴 《성경》을 보면 여기에 관련된 구절이 있다. 육식의 시작은 노아의 방주로 많이 알려진 대홍수가 지구를 덮친 후로 기록되어 있다. 식물만을 섭취하던 인간이 홍수로 인해 식물이 다 사라지게 되어 수확하기까지 먹을 식물이 없어진 것이다. 노아의 방주에 태운 초식 동물들을 먹으면서 육식의 시작이 되었다고 기록한다. 재미있는 사실 은 대홍수 이전에 인간의 평균 수명은 900세가 넘었는데 육식을 시작 한 이후로는 100세로 급격히 줄었다는 점이다.

인간의 이는 20개의 어금니와 4개의 송곳니로 구성되어 있다. 동양 인이든 서양인이든 똑같다. 찢는 것보다 갈아 씹어 먹는 데 적합하도록 발달한 치아 구조는 육식이 아닌 과일과 야채, 곡물 위주의 식사를 해 왔다는 것을 증명한다. 생리학적, 해부학적으로 육식동물과 비교해봐 도 금방 알 수 있다. 인간의 알칼리성 침에는 탄수화물을 분해하는 아 밀라아제 효소 외에도 프티알린이라는 성분이 들어 있다. 육식동물의 단백질 소화에 사용되는 강한 산성인 침에는 없는 성분이다.

소화기관을 살펴보면 육식동물의 위는 인간보다 11배나 많은 염 산이 나온다. 장의 길이는 부패하는 단백질을 빨리 내보내기 위해 짧 다. 인간의 장 길이는 몸통 길이의 12배에 달해 오랜 시간 동안 저장 하면서 충분히 영양분을 흡수하는 구조다. 간의 기능 역시 고기 섭취 때 나오는 요산 성분을 육식동물은 분해할 수 있다. 인간은 요산을 분 해할 효소가 없다. 고기를 많이 먹으면 생기는 통풍이라는 질병은 요 산 수치가 높기 때문이다. 외관적인 면에서 보면 인간의 손은 과일 채 소를 먹게 진화되었지 고기를 찢는 것에는 적합하지 않다.

신체적 특징뿐만 아니라 본능적인 면을 살펴봐도 인간이 육식동물이 아님은 알 수 있다. 우리가 배가 고플 때 사과와 돼지 중 어떤 것을 먹는가? 사과 대신 돼지를 잡아먹기 위한 궁리를 먼저 하지 않는다. 햄버거 광고에서 좋은 소고기를 쓴다는 것을 강조하기 위해 목장에서 평화롭게 풀을 뜯어먹는 소들을 보여준다. 패스트푸드가 아닌 슬로우 푸드라는 콘셉트이다. 이것이 얼마나 폭력적인지 생각해봐야 한다. 자연의 법칙을 거슬러 축산업계, 낙농업계, 식품회사 등이 만든 가공육과 같은 자연에 없는 식품을 먹으면서 인간은 여기저기 아프기 시작했다.

고기는 정말 반드시 먹어야만 하는 걸까?

TV 드라마에서 자주 등장하는 회식 장면은 고깃집이다. 팀장님이 법인카드를 흔들며 "오늘은 한우 먹는다"라는 말에 모두 환호성을 내지르는 장면은 익숙하다. 아이들 역시 "꽃등심이 먹고 싶다"고 부모에게 말한다. 미디어에 노출되는 것들이 우리의 무의식을 사로잡고 있다. 한번 상상해 보시라. 회식이나 단체 식사를 할 때 과일·채소를 무한대로 먹을 수 있는 쌈밥집에서 한다고 말이다. 상상만으로도 어색하게 느껴질 것이다. 누군가의 주머니를 불려주기 위해 우리도 모른 채 돈을 사용해 오고 있다. 그것도 우리의 건강을 망치면서 말이다.

우리나라는 전쟁을 겪고 불과 50여 년 만에 선진국으로 발전하기까지 어려운 시기가 분명 있었다. 보릿고개는 먹을 식량조차 부족했음을 말해준다. 소고기는 부의 상징이었고 1990년대까지도 특별한 날에만 먹는 음식이었다. 소고기로 대접하는 게 극진한 대우를 하는 것이라는 문화가 생겼다. 오랫동안 형성된 음식문화로 단백질 섭취는 고기로 해야 한다는 인식이 자리 잡고 있다. 실제 콩에 포함된 단백질이 훨씬 많지만 콩밥을 준다고 해서 좋아하고 감동 받는 사람이 더 이상 없는 이유다.

인간이 고기를 먹는 이유는 단순하다. 부드럽고 맛있기 때문이다. 돌이 지난 아기에게 고기를 주면 거부하지 않고 맛있게 먹는다. 부모가 고기를 먹기 때문에 자식도 어렸을 때부터 자연스럽게 접하게 된다. 축산업과 낙농업이 뿌리 깊게 자리 잡은 사회 전반에서 고기의 유해성에 대한 의심은 하지 않는다. 굽거나 훈제하거나 튀긴 고기가 맛이 있는 것이 가장 큰 원인이다. 아무리 영양가가 높아도 맛이 없으면 안 먹는 게 인간의 특성이다. 더 맛있게 만들기 위해 마블링이 생겼다. 입맛을 중독시키기 위해 각종 화학첨가제를 넣은 것이 가공육이다.

오랫동안 채식을 해온 불교의 수행자들을 보면 단백질 결핍으로 사망하는 경우는 없다. 〈즉문즉설〉로 유명한 정토회의 법륜 스님은 70살이 넘으셨다. 매일 새벽 4시에 기상해 명상과 참선, 108배와 법문으로 시작해 전국을 누비며 강연을 한다. 어떤 날은 108배, 300배, 600배를 하기도 한다. 심지어 여유가 있는 시간에는 항상 농사일까지 하신다. 웬만한 20대보다 훨씬 더 왕성한 활동을 하고 있다. 스님은 평생 동안 고기를 드시지 않고 채소·과일식을 하셨다. 그 엄청난 에너지를 과연 어디서 얻는 걸까?

고기를 먹으면 과연 힘이 더 나는 걸까?

서양의 문물을 받아들이는 개화기 시절에 기록된 재미난 일화가 있다. 일본 도쿄 의대에 의학과 영양학을 가르치러 온 독일 의사가 있었다. 그는 이동을 할 때 인력거꾼이 끄는 수레를 타고 놀라움을 금치 못했다. 말 여러 마리와 같은 일을 하는 인력거꾼이 먹는 음식이라고는 현미와 보리로 만든 주먹밥과 장아찌가 전부였기 때문이다. 안쓰러워하는 마음에 인력거꾼에게 고기를 먹였는데, 몇 번 고기를 먹더니 오히려 소화도 안 되고 피곤하다고 거부했다.

고기를 먹어야 유독 힘이 난다고 하는 건 왜일까? 단백질인 고기가 소화되기 위해 많은 에너지가 사용되는 것을 힘이 난다고 착각하는 것이다. 고기를 먹고 나서 오는 포만감과 나른함에 취한 것일 뿐 실제 몸이 사용할 에너지는 줄어든다. 고기를 먹으면 찌는 살은 지방에 불과할 뿐 결국 독소 덩어리들이다. 가장 힘센 동물을 생각하면 무엇이 떠오르는가? 친숙한 소나 말이 먼저 떠오를 것이다. 아프리카의 코끼리, 코뿔소, 하마 등도 있다. 이들이 먹는 음식은 무엇인가? 풀과 과일들이다. 인간과 유전자가 유사한 고릴라 역시 과일을 주식으로 한다. 인간보다 30배가 넘는 힘을 가진 고릴라는 고기를 먹고 힘을 내지 않는다.

단백질은 세포를 구성하는 기본 물질이며 면역 시스템을 이루는 주요 성분이다. 단백질은 동물성 식품(고기류, 생선, 유제품류)과 식물성 식품(현미, 콩 등 곡류)으로 나뉜다. 문제는 단백질을 위해 지방이 많은 고기를 먹으면서부터다. 소는 원래 풀을 먹는다. 부드러운 육질과 빠른 성장을 위해 동물성 사료를 먹게 했다. 이로 인해 광우병이 생긴 것이다. 광우병이 걸린 소를 먹은 인간도 광우병에 걸린다. 광우병은 인간이 자연의 법칙을 깨서 생긴 가장 대표적인 질병이다.

단백질인 아미노산이 소화 흡수가 가장 복잡하다는 사실을 계속 강조하고 있다. 소화 흡수하는 데 많은 에너지가 소비되게 인간의 몸은 설계됐을까? 완벽에 가까운 우리 몸을 봤을 때 절대 그렇지 않다. 단백질 일일 섭취 권장량은 평균 60g이다. 우리는 소고기 200g을 한 번에 먹는다. 고기는 완전히 소화되기까지 평균 50시간 이상이 걸린다. 얻는 에너지보다 소화 에너지가 훨씬 더 많이 사용된다. 이 시간 동안 영양분 흡수와 독소 배출이 제대로 이뤄지지 않게 된다. 과잉 섭취된 영양소는 독소와 같다.

단백질은 과연 고기에서만 얻을 수 있는 걸까?

사자나 호랑이는 서로 잡아먹지 않는다. 육식동물은 본능적으로 초식동물을 먹는다. 위급 상황에 처하지 않고서는 절대 자연의 법칙을 깨지 않는다. 육식동물이 풀을 먹는 초식동물을 통해 단백질을 얻는 원리다. 아미노산은 열에 약해 가열하는 순간 다 파괴된다. 초식동물을 날로 먹는 이유다. 인간은 식물을 통해서 충분히 필수 아미노산을 얻을 수 있는 존재다. 고기를 매일 섭취해 필수 아미노산을 섭취해야 한다는 것은 누구를 위한 말인지 이젠 알 것이다. 고기만 먹는 육식동물들은 에너지 소비를 많이 해 하루 수면 시간이 20시간에 달한다. 과일을 주식으로 하는 원숭이들은 평균 8시간만 잔다.

고기의 단백질 흡수를 위해서는 아미노산에 대한 이해가 필요하다. 단백질이 몸에 사용되기 위해서는 아미노산으로 바뀌어야 한다. 아미노산은 총 23가지 종류가 있는데 15개는 몸에서 합성이 된다. 외부 음식 섭취로 얻어야 하는 8개를 필수 아미노산이라 한다. 필수 아미노산은 모두 식물에서 얻을 수 있다. 현미, 고구마, 감자, 콩, 호박, 옥수수, 당근, 양배추, 배추, 바나나, 토마토 등에 다 들어 있다. 콩과 견과류에도 함유되어 있다. 해조류 중 김은 36%가 단백질이다. 동물성 단백질이 가진 콜레스테롤은 식물성 단백질에는 없다. 콜레스테롤은 간에서 생성된다. 소화와 흡수가 잘되는 아미노산은 식물성 단백질에서 얻어야 한다.

한우하면 꽃등심, 꽃등심하면 마블링을 떠올리던 시절이 있었다. 붉은 고기 사이사이 하얀색의 지방이 마블링이다. 지금은 마블링이 지방 덩어리에 불과해 건강에 좋지 않아 지방이 없는 안심을 선호한다. 꽃등심의 마블링은 절대 자연적으로 생긴 부위가 아니다. 부드럽게 만들고자 근육량을 줄이기 위해 소를 못 움직이게 가둬놓고 키운 결과다. 소가 얼마나 스트레스를 받았고 그 고기가 과연 건강할지에 대해서는 더 이상 설명하지 않아도 알 것이다. 1등급 꽃등심을 홍보하는 방법이 근육 생성에 도움이 되는 단백질 섭취였다.

여전히 영양학에서는 근육을 만들기 위해서는 동물성 단백질이 필요하다고 주장한다. 많은 채식주의자들을 통해 근거가 없음이 확인되었는데도 고기를 먹어야 한다는 기사가 주기적으로 쏟아져 나온다. 반복적인 정보의 노출은 채소·과일로는 단백질 섭취가 부족하다는 인식을 만드는 데 성공했다. 현미, 과일, 통곡물, 해조류 모두 양질의 단백질이 들어 있다. 쇠고기야말로 단백질 함량이 50% 이하다. 단백질 섭취를 반드시 고기에서 해야 한다면 인류는 호모사피엔스까지 오지 못했다는 것을 기억하자.

고기를 잘 먹는 방법은 무엇일까?

나 역시 구운 고기를 좋아한다. 매일 하루 삼시 세끼 고기반찬을 먹던 시절도 있었다. 고기를 완전히 먹지 않고 지내기는 쉽지 않기에 현실적인 조언을 한다. 우선 사육장에서 사료를 먹여 기른 소나 돼지, 닭을 먹지 말자. 풀을 먹으며 항생제로부터 자유롭게 뛰어다니는 환경에서 기른 고기를 먹자. 고기는 반드시 하루에 한 번만 먹자. 한 번에 150~200g 이상 먹지 않도록 제한하자. 외식을 했을 때 1인분만 먹자는 뜻이다. 자신의 손을 주먹 쥐어 보시라. 그 손에 쥐어질 정도의 양이 하루에 소화 가능한 실제 필요한 양이다.

고기를 숯과 같은 직화에 구워 먹으면 타면서 벤조피렌이라는 발암물질이 나온다. 붉은색 육류와 가공육은 발암물질로 지정되어 있다. 굽는 과정 중에 다른 치명적인 발암물질을 더 먹는 셈이다. 탄 고기를 많이 먹어도 멀쩡하다고 하는 사람은 림프 시스템이 작동한 결과라는 걸 이해할 것이다. 면역체계가 무너질 때 벤조피렌은 조금씩 암세포를 만든다는 걸 명심하자. 암은 절대 금방 만들어지지 않는다. 무심코 먹은 탄 고기가 쌓여 10년, 20년 뒤에 암세포가 된다.

탄 고기만큼 안 좋은 문화가 알루미늄 호일을 불판에 깔아 놓는 것이다. 벤조피렌과 함께 중금속을 함께 먹는 것이니 절대 알루미늄 호일 위에 김치도 구워 먹어서는 안 된다. 고기는 수육이나 보쌈처럼 삶아 먹는 방법이 가장 안전하다. 고기를 삶아 먹지 않는 다른 방법을 쓰는 경우에는 모두 발암 물질이 나온다. 직화로 구울 때 나오는 유해 물질은 담배연기와 자동차 배기가스다. 160도 이상에서 조리를 하면 고기는 모두 발암물질이 나온다. 고기를 구워 먹을 때 환기가 제대로 되지 않으면 우리는 간접흡연을 하고 있는 것과 같다.

고기를 먹을 때는 반드시 식이섬유가 풍부한 채소와 같이 먹어야 한다. 고기만 먹는 것보다 쌈야채와 같이 먹을 때 소화와 노폐물 배출이 잘 이뤄진다. 고기가 주는 위험이 완전히 사라지진 않는다. 최소화하기 위해 반드시 쌈야채를 같이 먹자. 상추나 깻잎은 항산화 작용으로 벤조피렌의 독소를 줄여준다. 양파와 마늘의 알리신 성분은 기름으로 인해 혈관이 막히는 것을 예방해준다. 상추와 깻잎 역시 혈관을 깨끗하게 해주는 역할을 한다. 양파의 퀘세틴 성분은 염증 회복에 도움이 된다. 고추의 캡사이신 성분은 지방 분해에 도움을 줘 독소를 줄여 준다. 쌈야채는 비타민, 칼륨, 칼슘 등 다양한 무기질 영양소가 있다.

2003년 뉴질랜드 정부는 새로운 시도를 했다. 소나 양 등의 가축이 뀌는 방귀에 세금을 부과하려는 제도다. 농민들의 거센 반발로 시행되지 않았다. 지구 온난화를 일으키는 유해가스인 메탄가스가 축산업으로 인해 엄청나게 나오는 것이 확인됐기 때문이다. 핀란드 아래쪽에 위치한 발트해의 에스토니아 나라는 2009년부터 '방귀세'를 부과하고 있다. 2005년 노벨평화상 수상자인 라젠드라 파차우리는 "일주일에 하루만 육식을 채식으로 바꾸면 온실가스 배출량을 25분의 1로 줄일 수 있다"고 했다. 고기 소비를 줄이는 것은 건강뿐만 아니라 지구환경까지 좋은 영향을 끼치는 나비효과를 가져온다.

과일 알레르기가 있다면?

채소 · 과일식도 체질에 따라
주의해서 먹어야 한다

옥살산염, 렉틴, 마이코톡신(곰팡이) 등 채소가 가진 자연 독소도 분명 존재한다. 어떤 전문가는 이러한 독소들을 마치 큰 유해 물질처럼 주장한다. 그 이면에는 가공식품업체와 연관이 없는지 살펴봐야 한다. 자연 그대로의 채소·과일식과 각종 화학첨가제가 들어간 가공식품 중 어느 것이 인간에게 더 유해한지 이 책을 읽는 독자라면 알 것이다. 지식전달 본연의 의미를 넘어 왜곡 과장하는 정보에 우리는 더 이상 휘둘려서는 안 된다. 채소·과일식 역시 불편한 증상을 겪는 경우가 있다. 그 상황에 맞춰 알맞게 대처하도록 하자.

채소 · 과일식에 알레르기가 있는 경우 방법

"이 제품은 알레르기 발생 가능성이 있는 땅콩, 호두, 복숭아, 토마토, 우유, 밀을 사용한 제품과 같은 제조시설에서 제조하고 있습니다." 가공식품 뒷면에 주의사항으로 쓰여 있는 문구다. 해당 음식의 차이가 있을 뿐 모든 제품에 표기되어 있다. 알레르기에는 항히스타민 약을 먹는다고 널리 알려져 있다. 히스타민은 바이오제닉 아민이라는 신경전달물질의 종류로 뇌 기능에 영향을 준다. 알레르기는 몸에 필요 이상의 바이오제닉 아민이 들어올 때 면역 시스템이 반응하는 증상이다. 히스타민은 동물성이나 식물성 단백질을 분해할 때 생긴다. 가장 대표적인 식품이 콩과 토마토다. 간장도 주의해야 한다.

토마토는 항산화물질이 풍부하며 수분함량이 높은 아주 좋은 식물이다. 다만 히스타민 함량이 높다. 공복에 먹었을 때 속이 쓰리면서 컨디션이 저하되는 느낌이 든다면 다른 과일과 함께 먹어야 한다. 토마토와 같은 가짓과 식물에는 감자, 피망, 가지, 고추가 있다. 가짓과 식물의 알카로이드 성분과 렉틴 성분이 자가면역 반응을 불러올 수 있다. 이러한 성분은 가열하면 절반 이하로 줄어든다. 토마토를 살짝 데쳐서 먹으면 좋은 이유 중 하나다. 알레르기가 있는 경우에만 해당된다. 어떤 과일이든 가열하지 않는 게 가장 좋은 것은 변함없다. 과일 중 배는 알레르기를 가장 일으키지 않아 걱정 없이 먹을 수 있으니 참고하자.

토마토와 같이 살짝 데쳐 먹어도 좋은 채소를 소개한다. 항영양소인 옥살산염이 가열을 통해 줄어드는 효과도 있다. 브로콜리, 양배추, 청경채, 케일, 시금치, 근대 등이 해당된다. 나물을 물에 데친 후 버무려 먹는 전통 요리 방식은 몸에 편한 방식을 찾은 결과다. 옥살산염 자체만 섭취했을 때 큰 문제가 된다. 과일과 채소는 여러 영양소가 함께 어우러지면서 서로 보완이 된다. 단순히 한 성분만을 추출해 만든 영양제가 아닌 살아 있는 음식이다. 과도한 걱정은 전혀 하지 않아도 된다. 알레르기가 있는 경우를 위한 안내일 뿐 대부분은 해당되지 않는다.

식물성 기름을 잘 먹는 방법

우리가 평소 자주 먹는 식물성 기름은 다가불포화지방이다. 지방도 단백질과 같이 동물성 지방과 식물성 지방으로 나눌 수 있다. 동물성 지방에는 포화지방이, 식물성 지방에는 불포화지방이 높다. 불포화지방은 다시 단일과 다가로 나뉜다. 다가불포화지방에 오메가3와 오메가6 지방산이 있다. 옥수수유, 콩기름, 해바라기유, 카놀라유, 홍화유 등의 기름이 여기 해당된다. 다가불포화지방을 많이 먹으면 건강에 문제가 생긴다. 유전자 변형된 옥수수로 만들면서 기름을 추출하기 위해 유해한 화학제를 사용한다. 대량 가공생산을 위해 화학물질이 들어가면서 몸에 문제를 일으킨다.

아보카도가 세계적으로 영양식품으로 주목받으며 수입을 통해 쉽게 접할 수 있게 되었다. 아보카도에도 염증을 일으키는 포화지방(오메가6지방산)이 들어있어 위험하다고 한다. 하루에 2개 정도 섭취하면 적당하다. 가열해서 먹지 말고 그대로 먹자. 다른 과일들과 함께 먹으면 될 뿐이다. 오메가3 영양제를 매일 챙겨먹는 것보다 훨씬 안전하다. 아보카도 오일은 많이 먹으면 다가불포화지방을 너무 많이 섭취할 수 있다. 아보카도 자체로 직접 먹는 것이 좋다. 쉽게 산화하니 가열용으로는 사용하지 않는다.

지중해식 다이어트에서 올리브 오일을 먹으라고 한다. 올리브 오일은 단일불포화지방으로 분류되지만 14~17%는 포화지방이다. 나쁜 지방이 포함되어 있어 많이 먹으면 절대 좋지 않다. 올리브 오일을 많이 먹으면 서서히 동맥경화가 진행될 수 있음을 기억하자. 압착하여 짜낸 엑스트라 버진 올리브 오일은 샐러드용으로만 사용한다. 쉽게 산화하기 때문이다. 산화방지를 위해 어두운색 유리병에 담아야만 한다. 아몬드, 호두, 마카다미아 등으로 만든 견과유는 열, 빛, 공기에 노출되면 쉽게 산화된다. 반드시 냉장 보관해야 한다. 절대 가열해서도 안 된다. 홍화유와 해바라기유는 쉽게 산화하므로 안 먹는 게 좋다.

공복감은 녹말음식으로 보완하자

인간이 채소·과일식을 하며 진화해온 것은 분명하다. 99.6%의 DNA가 같은 침팬지와의 차이 중 하나는 인간은 녹말을 잘 소화할 수 있는 효소를 갖고 있다는 점이다. 침팬지가 두 가지 효소를 생성하는 데 반해 인간은 침에 들어 있는 아밀라아제 효소 등 6가지를 형성한다. 3배에 가까운 녹말 소화 능력이다. 이러한 능력 때문에 인간은 아프리카를 벗어나서도 에너지를 섭취해 생활할 수 있게 된 것이다. 채소·과일식과 녹말음식으로 건강한 에너지를 얻어 자가치유 능력을 회복하자.

채소·과일식을 먹기 시작하면 포만감이 들지 않는 경우가 있다. 공복감으로 계속 허기가 들면서 짜증이 나면 안 된다. 고구마나 감자와 같은 녹말 음식을 통해 보완을 해주는 것이 좋다. 일주일 정도 채소·과일식을 하면 독소가 충분히 제거되고 나면 괜찮아진다. 가짜 허기로 인해 채소·과일식을 그만두고 다시 가공식품을 먹어서는 안 된다. 하루 이틀에 끝나는 방법이 아닌 지속 가능하도록 나에게 맞는 방법을 찾아야 한다. 몇 년에 걸쳐 망가진 몸을 2~3주 만에 회복시킬 수 있는 유일한 방법은 채소·과일식뿐이다.

과일과 같이 완전식품에는 고구마와 감자가 있다. 모든 필수 영양소를 채울 수 있다. 고구마와 감자의 녹말에는 탄수화물이 풍부하여 식감도 좋다. 녹말은 씹을수록 신경을 안정시켜주는 호르몬의 변화도 가져온다. 영양학적으로는 동물성 식품인 고기나 생선, 우유를 먹을 필요가 전혀 없다. 녹말 음식에는 고구마 감자 외에 현미, 옥수수, 보리, 조, 통밀이 있다. 콩과 옥수수는 채소·과일식과 함께 섭취하면 비타민을 보충할 수 있다. 수입산이 아닌 국산 유기농 제품을 이용하자.

채소·과일 중 알레르기를 유발하는 대표적인 것은 토마토와 콩이다. 땅콩 알러지처럼 자신의 체질을 알고 주의를 하면 된다. 토마토, 브로콜리, 케일, 시금치는 물에 살짝 데쳐 먹으면 편하게 먹을 수 있다. 식물성 기름도 많이 먹으면 혈관질환을 가져온다. 옥수수유, 콩기름, 해바라기유, 카놀라유, 홍화유는 가급적 먹지 않는 게 좋다. 아보카도는 오일보다 그대로 먹자. 엑스트라 버진 올리브 오일은 샐러드용으로 먹고 가열해 먹지 말자. 채소·과일식 중 오는 공복감은 녹말음식인 고구마, 감자, 옥수수로 보완하자. 수입산이 아닌 국내 유기농제품을 먹자.

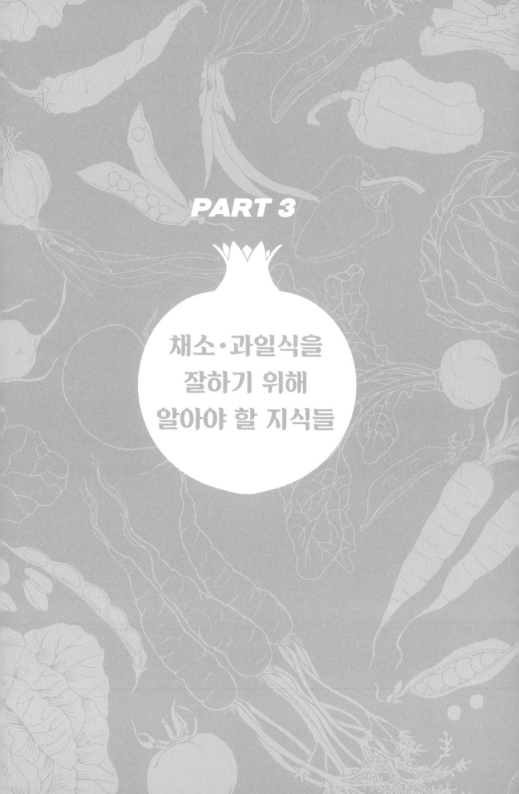

PART 3

채소·과일식을
잘하기 위해
알아야 할 지식들

음식을 가리지 말고 골고루 먹기

음식을 골고루 먹으면
과연 질병이 걸리지 않을까?

소화기관은 몸의 다른 어떤 기능보다 더 많은 에너지를 사용한다. 제대로 된 음식의 배합은 해독하는 데 도움이 된다. 적절한 음식의 배합은 체중 감소를 위한 효과적인 환경을 만들어준다. 짧은 시간에 위를 통과할 음식을 먹자. 아낀 에너지가 독소 제거와 체중 감소에 쓰이게 된다. 음식이 훨씬 쉽게 장을 통과하면서 더 많은 에너지를 사용할 수 있게 된다. 음식을 적절히 배합하기만 하면 에너지의 양을 증가시켜 주는 동시에 독소와 노폐물을 제거해주는 것이다. 단백질(동물성 식품)과 탄수화물(녹말 음식)부터 분리해야 한다.

골고루 먹는 게 몸에 좋다는 말의 진짜 의미

약 1만 년 전 인류에게는 큰 변화가 또 한 번 일어난다. 농사의 시작이다. 더 이상 과일과 열매를 찾아 떠돌아다니지 않고 한곳에 정착하게 되었다. 부족생활을 가능하게 만들었다. 결국 국가라는 조직을 만들기까지 이른다. 인류는 잉여 식량을 비축하게 되고 식량 전쟁과 함께 영토 전쟁을 하는 이유가 되었다. 4백만 년 동안 식량을 구하기 위해 하루에 수십 킬로미터를 움직이다 풍족해진 식량과 줄어든 활동량으로 점차 인간의 몸에는 지방이 쌓이기 시작했다. 잉여 식량은 하루에도 여러 번 고기와 빵, 고구마, 감자, 옥수수를 함께 먹는 것을 가능하게 했다. 채소·과일 섭취는 줄고 섞어 먹기 시작하면서 독소와 노폐물이 쌓여 질병이 발생한 것이다.

한국의 독특한 음식문화 중 삼겹살구이가 있다. 지글지글 노릇노릇 불판에 구우면 나는 냄새는 생각만으로도 군침이 돈다. 바삭바삭 과자처럼 태워 먹기도 한다. 술이나 탄산음료를 곁들여 먹게 된다. 김치도 삼겹살에서 나온 기름에 구워 먹는다. 밥과 된장찌개를 함께 먹고 입가심으로 믹스커피를 마신다. 그나마 파절임을 곁들이고 마늘을 구워 먹는다. 쌈야채와 많이 먹으면 다행이다. 과연 골고루 잘 먹은 것일까? 잘한 것은 고기를 쌈야채와 함께 먹은 것뿐이다. 고기는 반드시 채소와 함께 먹어야 한다.

의사소통을 할 수 있는 3~4살부터 식사 때마다 들은 말이 있다. "골고루 먹어야 건강하게 자란다." 골고루 먹어야 한다는 뜻은 여러 가공식품을 한 번에 먹으라는 것이 아니다. 소화기관을 혹사시키라는 뜻이 아니다. 자연에서 온 채소·과일을 골고루 먹으라는 뜻이다. 고기와 밥, 우유와 시리얼, 토스트와 계란, 햄버거와 감자튀김, 치킨과 피자, 콜라를 동시에 먹으면 절대 건강해질 수 없다. 침 속에 있는 소화효소와 위장에서 분비되는 효소는 각각 소화시킬 수 있는 종류가 다르다. 섞어서 들어오는 순간 위장은 엄청난 혼란에 빠져 더 많은 에너지를 사용하게 된다. 아무리 꼭꼭 씹어 먹어도 소화가 안 되는 이유다.

인간과 유전자가 99% 비슷하다는 침팬지는 과학기술이 점점 발달하면서 최근에는 99.6%까지 비슷하다는 결과가 밝혀졌다. 0.3~0.4%의 큰 차이로 우리 호모사피엔스는 영장류의 최고 상위 포식자로 살고 있다. 그렇다고 해서 인간의 몸이 모든 음식을 먹을 수 있게 최종 진화된 것은 절대 아니다. 침팬지는 여전히 바나나 나무에서 다른 과일나무로 옮겨 다니며 식사를 한다. 인간은 라면과 가공된 패티가 들어간 햄버거, 감자튀김, 콜라를 먹고 있다. 침팬지는 질병 없이 자연사하지만 인간은 온갖 질병에 시달리다 죽는다.

위장에 에너지가 넘쳐야 건강하다

동양에서는 오랫동안 기氣라는 용어를 사용했다. "그 사람은 기가 세." "초반 기싸움에서 밀리면 끝이다" 등 눈에 보이지는 않지만 분명 느껴지는 개념이다. 기는 서양에서 말하는 에너지다. 에너지는 인간의 대사반응을 위해서 반드시 필요하다. 기력이 없으면 곧 식물인간과 마찬가지다. 기력을 유지하기 위해서는 음식 섭취를 해야 한다. 소화를 통해 충분한 영양공급을 받아 생활할 수 있는 것이다. 이 과정에서 문제가 발생하면 살이 찌기 시작한다. 독소와 노폐물이 제대로 배출되지 못하고 장기와 혈액에 쌓이기 시작하면서 모든 병은 시작된다.

인간이 하루 세끼를 먹은 지는 불과 수백 년에 불과하다. 4백만 년 넘게 채소·과일식을 해오던 몸에 피자, 치킨, 파스타, 콜라가 동시에 들어온다. 인간의 뛰어난 자정 능력과 치유 능력으로 소화시키고 있을 뿐이다. 섞어 먹는 식습관이 반복될수록 살이 찌고 아프기 시작하는 것은 당연한 결과다. 소화흡수가 제대로 되지 않는 섞어 들어온 가공식품들은 독소로 인식되기 때문이다. 독소를 최대한 배출하고도 남은 것은 지방으로 저장한다. 지방이 채 쓰이고 분해되기도 전에 끊임없이 음식 폭탄이 투하된다. 계속 살이 찌고 아픈 이유다.

육류 고기만 많이 먹으면 몸에 안 좋다는 것은 이제는 과학적 상식이다. 많은 음식들이 혼합되어 나온다. 채소·과일을 같이 먹으면 마치 건강에 도움이 되는 듯한 착각을 일으킨다. 가장 대표적인 것이 피자다. 소고기, 감자, 피망, 올리브, 토마토, 치즈 등을 밀가루와 함께 먹는다. 맛을 더욱 내기 위해 개발된 화학 덩어리 소스까지 말이다. 피자 같은 음식이 위장에 들어온 순간 몸은 비상이다. 산성과 알칼리성인 음식들이 동시에 들어오면서 위는 더욱 더 많은 에너지가 필요하게 된다. 피자는 절대 고급 음식이 아님을 기억허지.

에너지를 많이 사용한 만큼 배는 금방 고프고 다시 여러 음식을 함께 먹는다. 위는 고장이 나고 그 부하는 장에게까지 영향을 미치게 된다. 설사나 변비라는 증상으로 나타나며 지방은 계속 축적되어 간다. 골고루 먹는 것에 문제를 느낄 수 있는 것은 식사 후 몰려오는 식곤증이다. 채소·과일식을 했을 때와의 차이를 반드시 느껴보길 바란다. 소화하는 데 에너지 소비가 많을수록 식후에 나른함과 피곤함은 크게 느껴진다. 채소·과일식은 에너지가 넘친다. 위장에 머무르는 시간이 짧을수록 에너지를 얻을 수 있다.

가장 피해야 할 음식 궁합

채소·과일식을 제외하고 모든 음식은 섞어 먹을 때 소화 에너지가 엄청나게 사용된다. 소화시간이 오래 걸려 부패와 발효를 통해 각종 독소와 노폐물이 발생한다. 속쓰림과 소화불량으로 인해 소화제를 먹는 악순환이 발생한다. 위와 장은 독소 배출을 못해 결국 지방으로 축적해 비만이 된다. 최근 다이어트 서적들에 반찬 따로, 밥 따로, 국 따로 먹는 방법이 나온 이유다. 함께 먹으면 안 되는 것들을 알고 있자. 의식을 하는 것만으로도 섞어 먹는 양을 줄일 수 있다. 고기나 생선은 채소·과일을 제외하고는 섞어 먹어서는 안 된다. 생선구이와 흰쌀밥의 조화가 얼마나 맛있는 줄 안다. 생선은 저염으로 먹으면 밥과 함께 먹는 것을 줄일 수 있다.

쌀국수에 소고기가 들어간 배달음식을 먹어보았을 것이다. 3~4시간 지난 뒤 남은 국물을 본 적이 있는가? 하얀색 지방 기름덩어리가 생겨 있다. 하루가 지나고 나면 양초 물처럼 뭉쳐서 설거지를 할 수가 없을 정도다. 우리 몸에서 똑같이 작용해 혈관을 막히게 한다. 국수와 고기의 조합은 몸에 치명적인 탄수화물과 단백질의 조합이다. 나도 쌀국수를 좋아한다. 하지만 몸에서 동시에 소화시킬 수 없는 조합이다. 탄수화물은 알칼리성 소화액이 필요하고 단백질은 산성 소화액이 필요한 까닭이다. 알칼리와 산성이 만나면 중화되어 버린다. 아무것도 제대로 소화흡수가 안 되는 상태에 이르게 된다.

패밀리 레스토랑에 가서 스테이크를 주문하면 함께 나오는 구운 감자가 그렇게 맛있을 수가 없다. 외국 사람들은 어쩌면 이렇게 기가 막힌 메뉴 구성을 했는지 감탄을 했다. 동물성 음식을 채소·과일과는 함께 먹어도 된다고 했다. 녹말 음식을 구웠을 때는 예외다. 가열을 한 순간 채소·과일의 수분이 없어져 똑같이 죽은 음식이다. 그나마 치킨텐더 샐러드는 나은 조합이다. 튀긴 음식은 절대 먹으면 안 되는 걸 빼면 말이다. 단백질과 탄수화물의 조합은 소화액이 사라진다는 걸 기억하자.

가장 소화 흡수가 어려운 것이 단백질이다. 탄수화물은 이보다 어렵지는 않아 두 종류 이상의 탄수화물은 소화가 가능하다. 콩밥이 몸에 좋은 이유다. 구운 감자를 먹고 싶다면 차라리 빵과 함께 먹어야 한다. 우리가 간식으로 먹는 빵과 우유의 조합은 당연히 안 된다. 우유는 단백질로 고기와 함께 먹어서도 안 된다. 맛있게 먹고 나서도 몸이 계속 피곤한 이유가 여기에 있다. 특히나 가공식품에 들어간 온갖 화학 첨가물들이 몸 안에서 만났을 때 주는 악영향은 파악조차 못하

고 있다는 걸 기억하자. 이제는 맛보다는 건강을 위해 채소·과일식을
항상 곁들이는 습관을 갖자.

단백질(동물성 식품)과 탄수화물(녹말 음식)을 분리하자

　장수 프로그램 중 하나인 KBS〈동물의 왕국〉을 본 적이 있는가?
육식동물이 초식동물을 먹는 순서를 보면 내장부터 먹는다. 수분이
많은 몸 안에서부터 최종 바깥쪽 고기를 먹는다. 내장을 먹은 다음 피
를 마신다. 배가 부르면 남은 살코기는 하이에나 몫으로 남겨둔다. 사
자나 호랑이는 본능적으로 수분이 많은 채소와 과일을 먹고 자란 초
식동물을 잡아먹는다. 초식동물을 통해 충분한 수분을 섭취하기 위한
자연의 섭리다. 사자와 호랑이가 서로 잡아먹지 않는 이유는 영양가
는 없는 대신 목숨을 걸어야 하는 나쁜 음식이기 때문이다.
　인간이 자연의 법칙을 따르지 않고 수분이 없는 죽은 음식을 섞
어 먹은 대신 각종 질병을 얻었음을 기억하자. 단백질과 탄수화물의
조합은 몸 안에서 부패하고 발효되어 썩는다는 것을 명심하자. 함께
먹는 음식과 순서만 지켜도 훨씬 위장은 건강해진다. 단백질인 고기
를 먹을 때는 탄수화물인 밥, 빵, 국수, 고구마 등을 제외하자. 스테이
크 사이드 메뉴로 구운 감자나 볶음밥을 시켜서는 안 된다. 대신 구운
콩, 구운 토마토나 샐러드를 더 달라고 하면 된다. 식전으로 나오는
빵은 따로 포장해 달라고 해서 나중에 먹도록 하자.

생리학적 장기 구조는 사람이 모두 똑같다. 고유 소화 기능이 크게 다르지 않다는 점이다. 한방에서 체질을 나눌 때 사상 체질인 태양인·태음인·소양인·소음인 4가지에서 출발한다. 양방에서는 알레르기 검사로 체질을 나눈다. 가공식품의 천국인 현대사회에서는 더 이상 큰 의미는 없다. 다만 음식이 맞고 안 맞고를 아는 것은 좋다. 채소·과일도 잘 맞는 것들이 있으니 찾아서 먹으면 더욱 좋다. 나의 경우 남자의 전립선에 좋다는 토마토를 공복에 자주 먹으면 속이 쓰린 증상이 나타난다. 굳이 몸에 좋다는 이유로 토마토를 고집할 필요가 없다. 과학적으로 따질 필요도 없다. 그냥 다른 과일을 찾아서 마음껏 섭취하면 된다.

어차피 우리는 먹기 위해서 돈을 소비한다. 수많은 가공식품과 조리된 음식들이 우리의 선택을 기다리고 있다. 이제는 직접 살아 있는 음식으로 실험을 해보면 된다. 누군가가 돈을 벌기 위해 만들어 놓은 조합을 그대로 먹으며 건강을 해칠 필요가 없다. 단백질과 탄수화물을 분리하고 항상 채소·과일식을 곁들여보자. 직접 실천해보면 금방 달라진 몸을 느낄 수 있다. 그것이 가장 효과적이고 올바른 방법을 찾는 빠르고 쉬운 길이다. 나의 건강을 회복하게 하는 그 방법이 진짜 진실인 것을 기억하시라.

골고루 먹으라는 것은 모든 영양소를 얻을 수 있는 채소·과일식을 말한다. 동물성 식품과 녹말 음식을 쉬어 믹을 때 소화 에너지가 엄청나게 소모된다. 많은 에너지를 쓰고도 소화흡수가 안 되어 독소와 노폐물이 발생한다. 식후에 나른함과 피곤함이 몰려오는 이유다.

고기와 생선은 채소·과일과 함께 먹자. 탄수화물과 단백질이 동시에 위에 들어오면 소화액이 중화되어 부패와 발효가 일어난다. 건강한 몸을 위해서는 위장이 좋은 에너지원을 얻도록 해야 한다. 실천하는 것이 중요하다. 오늘 못하면 내일 또 하자. 계속 노력하는 것만으로도 몸은 달라진다.

커피공화국에서 커피 없이 사는 법

한 임신부가 입덧이 심해 상담을 왔다. 식습관 확인을 하다 보니 커피를 하루 한 잔씩 마시고 있었다. 커피를 중단할 것을 권유하자 "산부인과에서는 하루 한 잔은 괜찮다는데요?"라는 반응이 바로 나왔다. 커피의 부작용에 대한 설명을 듣고 나서 "도대체 병원에서는 왜 먹지 말라고 안 하는 걸까요?"라고 한다. 하루 한 잔의 커피는 괜찮다는 세뇌에 가까운 마케팅의 효과다. 못 먹게 하면 한 잔도 안 되냐는 질문이 계속 생긴다. 시간 절약과 질문 차단을 위해 그냥 듣고 싶은 답을 해주는 것뿐이다. 임신부가 커피를 끊고 나서 미식거림과 입덧이 멈추고 불면 증상도 사라졌다.

커피의 불편한 진실

불편한 진실 중 대표적인 것이 커피다. 술, 담배, 탄산음료가 몸에 좋지 않지만 판매를 한다. 커피 역시 그러하다. 커피는 부작용을 감추기 위해 좋은 점만을 계속 언론에 노출시킨다. 부작용에 관한 연구결과는 최대한 빨리 사라지게 만든다. 커피는 음식이 아니라 약물이다. 모든 약은 몸에 부작용을 남긴다. 하루에 한 잔까지만 괜찮다는 것은 그 유해함이 확인되었다는 뜻이다. 하루 한 잔의 술은 괜찮다는 주류회사의 홍보는 더 이상 용인되지 않는다. 술은 한 잔도 몸에 좋지 않음이 밝혀졌다. 커피 역시 그렇게 되기까지 시간문제다.

커피는 기호식품이 아니다. 마약성 약물의 기준에는 중독성이 있다. 중독은 금단현상을 가져온다. 카페인이 들어간 커피는 의존성이 있다. 식품이 아닌 약물이다. 카페인은 신경을 자극한다. 두통, 가슴 두근거림, 소화불량, 현기증, 당뇨, 근육 떨림, 불안감, 수면장애 등 많은 부작용을 야기한다. 카페인이 들어간 에너지 드링크, 콜라와 같은 음료도 마시면 안 된다. 커피는 몸을 산성화시킨다. 인간의 몸은 약알칼리를 유지해야 생존할 수 있다. 중성만 돼도 치명적이다. 산성화시키는 음식은 먹지 않아야 한다.

커피콩의 구성을 살펴보면 탄수화물 50%, 지방 15%, 단백질 10%, 카페인 1%이다. 카페인이 1%이므로 조금이라고 생각하기에는 카페인은 마약성 물질처럼 인체에 강력한 작용을 한다. 카페인은 로스팅(커피 콩을 굽는 과정) 과정 중에도 사라지지 않을 정도로 분해가 어렵다. 커피콩의 문제는 단백질과 탄수화물, 지방을 140℃~230℃의 고온에서 구우면서 발생한다. 우리는 고기를 구울 때 생기는 발암물질들에 대해서 다뤘다. 커피 역시 고기를 구울 때처럼 단백질이 변성되어 당독소 물질이 나온다. 당독소는 만성염증을 유발한다. 마이야르 현상(열을 가하면 색깔이 갈색으로 변하는 갈변화 현상)은 맛과 향은 좋을지언정 건강에는 나쁘다.

로스팅한 원두는 글라인더로 갈아 가루로 만든다. 글라인딩 과정과 에스프레소 압착을 할 때 기름이 나온다. 지방 때문이다. 식물성 기름도 몸에 좋지 않다는 것은 앞장에서 다뤘다. 콜레스테롤 수치를 높여 각종 혈관질환을 유발한다. 드립 커피의 종이가 기름을 흡수해 그나마 기계 커피보다는 기름 섭취를 덜 할 수 있다. 우유를 이용한 라떼, 카푸치노는 단백질이 열에 가열되면서 소화 장애를 불러온다. 당연히 모든 영양소는 파괴된다. 이밖에도 역류성 식도염, 빈혈, 부정맥 발생, 칼슘 부족, 불면 등의 많은 부작용이 있다.

커피를 마시면 순간 집중력이 올라간다. 콩팥 위에 붙어 있는 부신이라는 장기가 있다. 카페인은 부신을 자극해 코르티솔이라는 호르몬 분비를 촉진한다. 이로 인해 기운이 느껴진다. 이러한 작용이 반복되면 결국 내성이 생기고 부신피로증후군에 걸린다. 갑상선 항진증도 유발한다. 커피를 마셔도 잘 잔다는 경우는 부신이 이미 제 기능을 못하고 있을 수 있다. 커피에 들어가는 액상시럽은 인슐린 저항성을 가져와 췌장을 지치게 해 당뇨의 원인이 된다. 커피 한 잔의 여유라는 말은 이제 맞지 않다. 잠시 동안 스트레스를 해소할 목적이라면 다른 방법을 찾아야 한다. 우리 몸은 커피에 엄청나게 스트레스를 받는다.

커피와 관련된 위험성

커피는 콩이다. 커피의 가장 큰 문제는 곰팡이 독소가 많은 콩이라는 점이다. 곰팡이 독소에 대한 유해성을 언급해주는 매체는 찾아보기 힘들다. 커피의 좋은 점만을 말하는 경우는 커피 제품과 관련된 회사의 제작지원으로 만들어진 홍보일 확률이 크다. 곰팡이 독소에 장기간 노출되면 뇌 손상이 일어난다. 커피가 치매 예방에 도움이 되는 것이 아니라 치매를 불러일으킨다는 뜻이다. 항산화물질로 암 예방을 하는 것보다 곰팡이 독소로 인해 암, 고혈압, 콩팥병이 생긴다.

커피콩에 대한 연구 중 브라질 원두의 경우 가공하기 전 90% 이상이 곰팡이 독소가 검출되었다. 50%에 가까운 원두커피에 곰팡이가 피어 있는 것도 확인되었다. 커피콩은 곰팡이 독소가 원래 생기는 것일까? 그렇지 않다. 대량 생산을 위해 커피콩의 가공 공정을 단축하면서 생긴 결과다. 소비량에 맞추고자 자연의 법칙을 거스른 결과물이다. 소량으로 생산한 비싼 커피콩이 나오는 이유다. 우리가 일상에서 접하는 커피는 거의 싸구려 커피콩이라고 생각하면 된다. 커피 한잔에 최소 수십만 원 이상을 주고 먹지는 않으니 말이다.

커피의 카페인이 좋지 않다는 증거는 디카페인 커피로 증명이 된다. 카페인을 제거한 디카페인은 그냥 커피보다 더 안 좋다. 카페인을 제거하는 과정에서 곰팡이 독소 함량이 더 커진다. 일반 커피보다 더 많은 곰팡이 독소가 있다. 카페인은 향균 작용을 하는데 디카페인 커피는 로스팅(원두를 굽는 과정) 후 보관을 잘못하면 곰팡이가 엄청나게 생긴다. 여기에 화학제품까지 먹으니 차라리 그냥 커피를 마시는 편이 훨씬 건강에 덜 해롭다. 특히 디카페인 커피에 쓰는 원두는 비싼 커피 콩을 절대 사용하지 않는다.

여전히 방탄커피로 다이어트를 하는 경우가 많다. 방탄커피란 커피에 버터를 넣어 마시는 것이다. 제대로 된 방탄커피의 효과를 보기 위해서는 두 가지 전제가 반드시 되어야 한다. 첫째는 곰팡이 독소로부터 자유로운 최고급 원두다. 둘째는 목초를 먹고 자란 소의 우유로 만든 유기농 무염 버터다. 버터 대신 MCT오일(코코넛에서 추출한 중쇄 지방산 오일)을 사용하기도 한다. 이 모든 것들을 만족시킬 때 한 잔의 방탄커피 가격은 상상을 초월한다. 수백만 원 이상을 들여야 부작용 없이 효과를 볼 수 있다. 그 비용으로 유기농 채소·과일식을 하는 게 효율적이고 더 효과적이다.

다이어트 방법으로 커피 관장을 하기도 한다. 관장은 장내에 있는 독소와 노폐물을 인위적으로 제거하는 것이다. 강제적으로 빼주는 행위를 장기간 하면 원래의 관장능력이 저하된다. 커피에 있는 곰팡이 독소들이 장내에 남아 문제를 일으킨다. 비싼 유기농 커피도 마찬가지로 곰팡이가 생긴다. 수입과정에서 곰팡이가 피어나는 것을 완전히 막을 방법이 없다. 채소·과일식으로 자연스럽게 위와 장의 기능을 회복시키는 것이 가장 좋다. 인간이 가진 자가치유력을 떨어뜨리지 않는 자연스럽고 단순한 방법이 가장 좋은 방법이다.

하루 한 잔의 커피도 몸에 좋지 않다. 임신부는 절대 커피를 마시면 안 된다. 카페인은 식품이 아닌 약물 성분이다. 로스팅(커피 콩을 굽는 과정) 중에 발암물질들이 생긴다. 탄 고기를 먹는 것과 다르지 않다. 로스팅 후 나오는 기름은 혈관 장애를 가져온다. 커피의 가장 큰 문제는 커피콩의 곰팡이 독소다. 대량생산되는 모든 커피에 곰팡이가 생긴다. 카페인을 제거한 디카페인 커피는 더 해롭다. 방탄커피는 제대로 만들어 먹기가 어렵다. 커피 관장은 자주 해서는 안 된다. 채소·과일식으로 자연스럽고 단순하게 건강을 회복하자.

좋은 호흡이 만드는 훌륭한 식사

음식을 먹는 데 있어
숲에서의 시간, 복식호흡도 중요하다

비염 환자의 경우 코가 막혀 입으로 숨 쉬는 경우가 많다. 불편함을 이겨내고 입 대신 코로 호흡하는 것이 중요하다. 인간은 원래 코로 숨을 쉬도록 설계되어 있다. 콧구멍이 두 개인 이유는 3~4시간을 기준으로 번갈아 가면서 호흡을 하기 위해서다. 좋은 공기를 마시기 위해 숲에 자주 가자. 입과 가슴으로 하는 얕은 호흡은 심장박동수를 빠르게 만든다. 코와 배를 사용하는 복식호흡을 해야만 한다. 좋은 공기를 마시고 좋은 음식을 먹으면 반드시 회복하는 것이 인간의 자연치유력이다. 인간에게 있어 태어나서 하는 첫 호흡이 중요하다. 자연주의 출산이란 산모와 태아의 호흡을 존중해주는 것이다.

숲으로 가서 좋은 공기를 마셔야 하는 이유

　사랑에 빠진 사람들이 쓰는 표현이 있다. "당신은 내게 공기와 같은 존재다. 당신은 내가 호흡하는 이유다. 당신으로 인해 나는 살아 숨 쉰다" 등이다. 그만큼 공기와 호흡은 없어서는 안 될 존재이며 기본적으로 늘 항상 함께한다는 뜻이다. 인간의 생존 필수요소 3가지는 공기, 물, 음식 순서다. 공기가 없으면 3분 이내에, 물이 없으면 일주일, 음식이 없으면 40일 내에 죽는다. 앞선 장들에서 음식을 먼저 다룬 이유는 우리 의지대로 당장 바꿀 수 있는 것이기 때문이다. 공기와 호흡 역시 변화가 가능하다. 항상 존재하고 작동해 중요성을 잊게 되는 공기와 호흡에 대해 알아보자.

　공기가 중요한 이유는 산소를 포함하고 있기 때문이다. 60조에서 100조 개에 달하는 세포는 산소가 있어야 살 수 있다. 공기는 질소 78%, 산소 21%, 그 외 이산화탄소, 수소 등 1%로 구성되어 있다. 산소 비율이 조금만 높아지거나 낮아져도 문제가 생긴다. 이산화탄소도 마찬가지다. 산업화로 인해 배출되는 이산화탄소와 각종 중금속이 많아지면서 대기 오염도가 건강에 심각한 악영향을 미치기 시작했다. 인간은 호흡을 통해 산소를 흡수하고 이산화탄소를 내보낸다. 식물은 이산화탄소를 마시고 산소를 배출한다. 우리가 숲으로 가야 하는 이유다.

　오랜 시간 숲에서 살아온 것은 우리 DNA에 각인되어 있다. 콘크리트와 시멘트로 가득 찬 도시를 벗어나 주말이면 숲으로 캠핑을 가는 이유다. 도시 조경을 할 때 반드시 공원을 조성하고 가로수를 심고 아파트 단지 내 나무를 심는다. 가장 좋은 공기 청정 기능 때문이다. 나무와 식물만 보아도 기분이 쾌적해진다. 자동차 매연가스와 각종 산업공해가 없는 순수한 공기가 존재하는 숲에 자주 갈수록 몸의 자가치유 능력은 회복된다. 숲에 캠핑을 가서 소시지와 바비큐를 구워 먹는 대신 채소·과일식을 하면 호흡에 더욱 좋다.

더 이상 식량을 구하고 생존을 위해서 하루 수십 킬로미터를 움직이지 않아도 된다. 대신 우리는 운동을 해야만 한다. 억지로 몸을 움직여줘야 건강을 유지할 수 있는 시대에 살고 있다. 헬스장처럼 갇힌 곳이 아닌 나무가 많은 곳에서 유산소 운동을 하자. 근력운동 이전에 신선한 공기를 마시며 자연에서 하는 운동이 가장 필요하다. 나무와 식물이 광합성작용을 통해 산소를 내보내는 시간은 아침 5~7시다. 새벽 운동이 좋은 이유다. 출퇴근길 차량 매연에서 벗어날 수 있는 좋은 시간이다. 매일 좋은 공기를 마시며 햇빛을 30분 이상 쬐는 것만큼 좋은 영양제는 없다는 걸 기억하자.

호흡 방법이 중요한 이유

인간의 몸에는 사율신경이 있다. 뇌의 명령을 받지 않고도 기관들을 자율적으로 움직이는 시스템이다. 심장이 뛰고 소화를 시키는 행위 등이다. 자율신경은 교감신경과 부교감신경으로 나뉜다. 긴장이 되거나 흥분이 되면 심장박동수가 빨라지고 땀도 나는 상태에 교감신경이 작동한다. 이때 면역기능이 저하된다. 스트레스가 몸에 나쁜 이유다. 긴장이 풀리면 부교감신경이 작동하면서 정상적으로 기능이 수행된다. 부교감신경을 작동하게 하는 대표적인 행동이 심호흡이다. 호흡을 통해 스트레스를 낮추고 면역기능을 올릴 수 있다.

호흡 역시 가만히 놔둬도 작동하는 자율신경계 해당하는 행위다. 동시에 우리 의지로 조절이 가능하다. 호흡으로 자율신경계들의 움직임을 통제할 수 있다. 오랜 수행을 해 온 경우 호흡을 통해 자연치유력을 높일 수 있다. 1장에 림프 시스템 편에서 림프액은 호흡과 운동에 의해서만 움직인다고 언급했다. 림프액이 광범위하게 모여 있는 곳이 가슴과 복부이다. 깊고 안정된 호흡을 통해 목까지 림프액들을 움직여 간의 독소들을 제거할 수 있다. 뛰거나 구부렸다 펴는 스트레칭 동작, 웃는 것이 도움이 된다. 웃음이 면역력을 높이는 것은 림프액의 이동과 관련이 깊다. 복식호흡을 통해 가슴과 복부를 자극하는 것이 림프액을 이동시킨다.

부교감신경을 작동하게 해주는 간단한 방법이 복식호흡이다. 보통 명상이나 수행을 할 때 복식호흡을 한다. 마시는 호흡은 항상 코로 한다. 복식호흡은 코로 5~10초 정도 들이마시고 2~5초 정도 멈춘 다음, 배에 힘을 준 상태에서 입으로 후하고 열을 세며 내뱉는다. 처음에 하면 순간 머리가 떵하고 어지러운 느낌도 든다. 눈을 감고 호흡에만 집중하면서 3~5번 정도 반복하면 몸이 한결 가벼워지는 것을 바로 느낄 수 있다. 명상은 더 이상 종교적 수행방법이 아닌 뇌를 안정시켜 몸의 면역력을 높이는 것이 과학적으로 확인되었다.

우리의 조상들이 가장 많이 긴장하게 된 경우는 육식동물로부터 생명의 위협을 당하는 순간이었을 것이다. 맹수에 쫓겨 나무 위에 올라가는 게 가장 안전한 피신 방법이다. 밤새 맹수들의 위협에 떨며 매달려 있었을까? 그렇지 않았을 것이다. 밤하늘의 별도 보고 떨어져 있는 가족들 생각도 하다가 잠깐 졸기도 했을 것이다. 그 순간에 몸은 다시 회복하고 에너지를 충전한다. 교감신경을 부교감신경으로 전환하는 방법은 오래전부터 몸은 알고 있었다. 교감신경이 장시간 우리 몸을 지배하지 않도록 1분만이라도 호흡을 통해 부교감신경을 작동하게 해주는 것이 중요하다. 50분을 일하면 반드시 10분은 일어나서 움직이며 복식호흡을 하자.

복식호흡을 해야 하는 이유

마라톤 선수의 호흡 조절은 아주 중요하다. 100m를 12초에 달리는 속도로 일정하게 유지하며 42.195km를 2시간 30분 내외로 완주하기 위해서다. 마라톤 선수의 맥박은 1분에 40~50회를 유지한다. 일반 성인이 60~90회인 것을 기준으로 하면 느리게 보인다. 신생아의 경우 120~140회로 빠르나. 심장 근육이 아직 발달하지 않아 온몸에 피를 보내기 위해 빨리 뛴다. 호흡으로 보면 일반 성인은 1분에 평균 12번 정도 한다. 한 번 숨 쉴 때 약 500cc 공기가 들어오고 하루에 약

9,000L를 마신다. 호흡을 자주 하면서 맥박도 빨라지게 된다. 아주 오래된 건강 서적에는 1분에 50회 이하로 뛰어야 건강하게 장수할 수 있다고 기록되어 있다.

오랫동안 단전호흡을 생활화하는 수행자들도 마라톤 선수처럼 맥박수를 50회 이하로 유지한다. 특별히 심장 근육을 강화시키는 달리기를 하지 않았는데 말이다. 가슴으로 숨을 쉬는 게 아닌 배로 숨을 깊게 쉬어서 그렇다. 폐는 따로 근육 없이 10억 개 정도의 공기주머니가 부풀어 올랐다 작아졌다를 반복한다. 폐 양쪽 아래에 둥그렇게 감싸고 있는 횡격막이 있다. 호흡을 할 때마다 움직인다. 배가 들어왔다 나왔다 할 때마다 횡격막이 움직이며 장기들도 함께 이동시킨다. 건강에 아주 중요한 작용이다. 소화 기관들을 움직이면서 에너지를 만들어준다.

공기를 충분히 마시려면 배가 나왔다 들어갔다 하는 복식호흡을 해야 한다. 대부분은 배가 아닌 가슴 위쪽만 움직이는 얕은 호흡을 한다. 목으로 하다 보니 상황에 따라 호흡이 가빠지는 증상들이 나타난다. 산소의 80%는 폐의 아래쪽으로 흡수된다. 20%의 산소는 폐의 위쪽에 있으며 위급상황에 대비한다. 호흡을 배로 하지 않고 가슴으로 할 때 폐의 위쪽을 사용하게 된다. 80%의 산소를 쓰지 않아 공급할 산소가 부족해 호흡이 자꾸 가빠지는 이유다. 복식호흡을 통해서 많은 양의 산소를 원활하게 공급할 수 있다. 온몸에 에너지가 생기게 하는 첫 시작이다.

가슴 호흡을 계속하게 되면 만성피로의 원인이 된다. 스트레스를

건강과 다이어트를 동시에 잡는 7대 3의 법칙 채소·과일식

받을 때 정상적으로 부교감 신경이 활성화되지 못하면서 불안과 우울 증세가 심해진다. 에너지는 마음과도 관련이 있다. 마음을 다스리는 데 큰 영향을 주는 것이 호흡이다. 호흡을 통해 긴장 대신 평온함을 얻을 수 있다. 심리적인 안정을 찾는 첫 번째는 수면제와 신경안정제가 아니라 복식호흡을 통해서다. 제대로 된 호흡을 통해 마음의 안정을 찾자. 천천히 깊게 호흡하는 것이 습관이 될 때 채소·과일식이 더욱 효과를 볼 수 있다.

인간의 첫 호흡이 중요한 이유

인간의 몸이 가장 뛰어나게 설계된 것은 여성을 통해 알 수 있다. 임신과 출산이라는 고귀하고 신성한 행위를 할 수 있기 때문이다. 분만과 탄생의 차이를 아는가? 분만은 영어로 'delivery'이고 탄생은 'birth'이다. 용어에서 알 수 있듯이 병원 분만시스템은 철저하게 의료진 중심으로 되어 있다. 가장 중요한 산모와 아이 중심이 아닌 철저한 자본주의 시스템이란 말이다. 대표적인 것이 제왕절개 수술이다. 제왕절개의 상당수가 주간에 이루어진다는 사실을 알고 있는가? 이는 위급상황에 어쩔 수 없이 이루어지기 보다는 주간 의료진이 퇴근하기 전에 결정을 힌다는 것을 뜻한디.

인간이 세상에 나와 첫 호흡은 언제일까? 엄마와 연결된 탯줄이 떨어지면서다. '연꽃 출산'이라는 말을 들어본 적이 있는가? 우리나라에서는 수중분만으로 알려진 자연주의 출산법이다. 10개월간 탯줄을 통해 엄마로부터 모든 것을 제공 받은 아기는 태어나자마자 폐로 호흡하기 위한 적응 시간이 필요하다. 이를 위해 탯줄을 바로 자르지 않고 연결된 태반이 엄마 몸에서 나올 때까지 기다린다. 이후에도 태반이 자연 건조되면서 탯줄이 말라 떨어질 때까지 기다려준다. 이때 태반의 형태가 연꽃 모양을 띤다고 해 연꽃 출산이라 불린다. 아기는 태반에 남아있는 영양분을 충분히 공급받으면서 안정적으로 폐를 통해 호흡하게 된다.

태어나자마자 탯줄을 바로 잘라서는 안 된다. 세상에 태어나 적응할 시간을 10분도 주지 않는 것은 출산이 아닌 분만 시스템의 결과다. 그나마 다행인 것은 아기를 거꾸로 매달아서 숨을 쉬게 한다는 이유로 엉덩이나 등을 때려 강제로 울리는 폭력적인 행위가 많이 사라진 점이다. 아기는 태어나자마자 엄마와 헤어진다. 세상에 나와 불안한 아기는 엄마 젖도 못 물어보고 온갖 검사와 각종 백신 주사를 맞기 위해 홀로 남겨진다. 울기 시작한 아이에게 처음 들어온 음식은 분유다. 이러한 폭력적인 분만 방법에 전 세계의 많은 산부인과 의사들이 회의감을 느꼈다. 자연주의 방법을 찾기 시작했다. 국내에는 호움 산부인과의 정환욱 원장이 대표적이다.

인간이 태어나 처음 호흡하는 순간은 중요하다. 가장 축복받고 즐거워야 할 순간이다. 산모와 아기의 자연스런 호흡을 통한 평온하고 경이로운 출산 순간이 고통으로 가득 찬 기억으로 남겨진다. 산모와 태아가 힘들다는 이유로 제왕절개를 유도한다. 아기가 스스로 세상에 첫발을 딛고 호흡할 기회를 잃게 되는 순간이다. 태반이 자연스럽게 나오는 1시간도 못 기다리고 산모의 배를 압박해 호흡을 망가뜨린다. 출산 과정에서 오는 불필요하고 과도한 의료개입으로 산모와 아기는 평생 회복하기 힘들 만큼 몸의 균형이 깨진다. 기억해야 한다. 병원은 절대 책임지지 않는다는 걸 말이다. 내 몸에 대해서 가장 잘 아는 이는 나 자신이다.

1장에서 언급한 사망 순위를 기억하는가? 한국인의 사망원인 3위는 폐렴이다. 노인의 자연사 원인이 폐와 관련이 있음을 알 수 있다. 좋은 공기를 마시고 복식호흡을 해야 하는 이유이다. 채소·과일식을 매일 실천해도 큰 변화가 없는 경우에는 복식호흡을 잘하고 있는지 확인해보자. 음식도 어떤 음식을 어떻게 먹는지가 중요하듯이 24시간 하는 호흡도 어떤 방법으로 어떤 공기를 마시는가가 중요하다. 호흡 역시 음식처럼 오랜 시간의 결과물이 몸에 영향을 주기 때문이다. 복식호흡과 채소·과일식을 습관화 할 때 우리는 120세에 건강한 죽음을 맞이할 수 있다.

물 한 잔 마시는 습관을 들이자

아침을 시작할 때 물 한 잔이 주는 영향은 더욱 크다. 새벽이 되면 밤새 해독작용을 한 간이 심장으로 깨끗한 피를 보내준다. 심장이 온몸 구석구석 에너지를 보내준다. 이 과정에 폐와 신장도 중요한 역할을 한다. 이를 위해 수분이 필요하다. 낮 12시까지 과일이나 과일 주스만 먹어야 하는 이유다. 잠에서 깨고 나면 바로 일어나 활동하기보다는 기지개도 펴주고 스트레칭을 해주며 서서히 일어나는 습관을 갖는 것이 좋다. 기계가 예열하듯 말이다. 여기에 물 한 잔은 엔진오일 역할처럼 위와 장을 통해 세포들을 자극하며 신진대사를 움직이는 윤활유 역할을 해주는 것과 같다. 과일이나 과일 주스를 마시기 30분 전 물 한 잔을 꼭 마시자.

아침 기상 후에는 찬물 또는 따뜻한 물?

인간의 유전자와 99%가 같은 침팬지는 채소·과일식을 한다. 인간은 생태환경 피라미드 꼭대기에 위치하면서부터 잡식을 하다 육식 위주의 식습관으로 바꾼 것이다. 그러나 오랜 시간의 진화를 통해 120세 이상을 살 수 있는 육체적 발달을 했다. 바뀐 식습관과 술, 담배, 가공식품 등으로 평균 수명은 줄어들었다. 건강하게 지내는 나이를 뜻하는 건강수명은 여전히 50세를 넘지 못하고 있다. 물처럼 매일 마시는 커피의 이뇨 작용으로 수분 배출이 크다. 채소·과일식의 식습관 개선이 힘들다면 하루 물 2리터 마시기를 해야 한다. 목표 설정을 해도 하루 1리터를 마시기가 힘들기 때문이다. 물만 마셔서는 절대 비만이 될 만큼 살이 찌지 않는다.

몸에서 면역체계의 핵심인 림프액은 수분이 94%로 침과 위액 95%에 버금간다. 독소를 해독하고 배출하는 데 물의 역할이 절대적이다. 이 밖에도 혈액과 혈장은 90%, 뇌와 폐는 80%, 간과 근육은 70%를 넘는다. 신생아는 수분 구성이 90%에 달하지만 노화됨에 따라 70%로 낮춰진다. 우주 탐사선들이 행성들을 발견할 때마다 확인하는 것이 있다. 물의 존재나 흔적이다. 물이 있는 환경이어야만 생물이 살 수 있기 때문이다. 《동의보감》에 따르면 물의 종류가 33가지나 된다. 병의 상태에 따라 사용하는 물이 달랐다. 그만큼 물은 우리 몸에 큰 역할을 한다.

물을 많이 먹으면 안 되는 체질이라고 생각하기 전에 하루 동안

내가 어떤 음식을 먹었는지 확인할 필요가 있다. 그만큼 수분 섭취의 필요성은 알지만 실천하기가 매우 어렵다. 변비는 아침 기상 후 찬물 한 컵을 먹으면 해결된다는 건강정보가 한참 유행했다. 찬물이 위와 장에 영향을 주어 배변 활동을 하게 한다는 것이다. 얼마 후 찬물을 먹으면 체내 온도가 떨어져 도리어 몸에 좋지 않으니 따뜻한 물을 먹는 것이 몸에 더 좋다는 기사가 실렸다. 건강정보를 접하다 보면 도대체 어느 장단에 맞추어야 하는 건지 헷갈릴 때가 있다.

기상 후에는 물의 온도가 차갑거나 뜨겁거나 보다는 둘의 조화가 이루어진 일명 음양탕을 먹자. 동양에서는 음양오행으로 자연의 이치를 설명했다. 달력 요일에 있는 목화토금수의 이치다. 음양은 현대 과학에서 마이너스, 플러스에 해당한다. 인체는 +, − 의 전기 자극과 활동에 의해 에너지가 발생하는 거대한 풍력발전소와 비슷하다. 체온을 유지하기 위한 항상성이라는 생명을 유지시켜주는 바이오시스템을 가지고 있다. 정수기를 쓴다면 먼저 절반은 찬물을 절반은 뜨거운 물을 섞는다. 미지근한 상태의 물을 마시는 것이 강한 자극을 주는 것보다 조화로운 상태를 유지한다. 온도 유지에 사용되는 에너지를 최소화해 좋은 영향을 준다.

햇볕 아래서 온종일 땀 흘리며 일하는 경우에는 2리터의 물로도 부족하다. 여름에는 시원한 아이스 아메리카노를 하루에도 여러 잔 먹는다. 의학적으로 보면 체온을 유지하는 항상성 기능에 무리를 준다. 심장질환이나 고혈압 환자는 얼음이 가득한 물이나 음료수를 벌컥벌컥 마시지 않는 게 좋다. 물 마시는 습관은 각자에게 맞는 방법을 찾아가는 것이 중요하다. 현대 과학의 척도인 뇌과학 기술은 뇌의 1%만을 밝힌 수준에 불과하다. 현재 나온 과학적 연구 사실들은 관찰 시간이 짧아 언제든 변할 수 있다. 나의 몸 상태와 생활 습관과 처한 환경에 대한 관찰과 판단이 먼저다. 그에 맞는 섭취를 해야 하는 것이 필요하다.

물 마시는 방법

평소 배가 아프다며 자주 호소하는 6살 아이가 왔다. 밥도 잘 먹고 대변도 하루 한 번은 꼭 본다고 했다. 문제는 밥을 물이나 국에 말아 먹는 걸 좋아한다는 점이 있다. 심지어 우유나 콜라에 말아 먹기도 했다. 소화에 좋지 않다는 것을 안 이후에 따로 먹게 했다. 이후 식사 중에 물을 많이 마시는 습관이 생긴 상태였다. 아이들은 신기하게도 키가 크는 데 방해된다고 설명하면 말을 잘 듣는다. 상담 이후 식사 전에 물을 마시고 중간과 후에 물이나 음료수를 먹지 않으면서 복통도 사라졌다.

아침에 일어나면 가장 먼저 물 한 잔을 마시자. 식사 10분 전에 물을 한잔 마시거나 과일을 먹자. 식사 중에 물을 마시면 안 된다. 가뜩이나 섞어 먹는 음식으로 중화된 소화액이 물이 들어와서 더 희석된다. 소화불량으로 독소와 노폐물이 쌓인다. 배출 작용도 어려워져 살이 찐다. 어릴 때부터 올바른 식습관을 만들어 주는 게 중요하다. 아이들이 계속 배가 아프다고 할 때는 식사 중에 물을 많이 마시지 않는지 확인하자. 식사 후에도 2시간 정도 지나 마시는 것이 소화에 좋다. 소화에 좋다는 매실 음료도 식후에 바로 마시면 안 좋다. 입을 헹구는 정도의 물만 마시자. 물 섭취를 제한하며 단백질과 녹말 음식을 분리해서 먹는 것이 중요하다.

물은 언제 마셔야 할까? 물이 필요한 신호는 목마름이다. 입이 마르거나 갈증이 느껴지면 이미 수분이 부족한 상태다. 부족하기 전에 보충해야 예방이다. 문제는 목이 말라도 물을 마시지 않는다는 것이다. 의식적으로 마셔야 하는 이유다. 가장 좋은 것은 수시로 과일을 먹는 것이다. 물이 부족하면 이유 없이 피곤하고 신경질적으로 바뀐다. 많은 영양소와 호르몬 생성에 영향을 끼치기 때문이다. 두통과 근육통, 생리통도 몸에 수분이 부족하면 나타나는 증상 중 하나다. 항상 촉촉해야 하는 폐가 건조해져 숨이 가쁜 증상도 나타난다. 물 부족이 오래될수록 여러 질병이 시작된다. 단식 중에도 물은 꼭 먹는 이유다.

생명수와도 같은 물이 잘 안 마셔진다고 하는 경우는 커피나 기타 음료수에 입맛이 길들어져 그렇다. 커피, 이온 음료, 에너지 음료는 물을 절대로 대체할 수 없다. 수분이 많은 과일을 제외하고 물의 역할을 해줄 수 없다. 해양심층수, 광천수, 암반수, 알칼리수, 육각수 등 물의 종류도 다양하다. 가장 좋은 물은 미네랄이 풍부하며 중금속이 없는 자연수다. 매일 등산을 가서 약수터의 물을 마시기는 어렵다. 수돗물은 반드시 끓여 먹어야 한다. 끓인 수돗물이나 정수기 물에 결명자, 보리, 옥수수를 넣어 끓여 마시면 중금속은 사라지고 미네랄이 풍부한 물이 된다.

수분이 충분한지 확인하는 가장 간단한 방법은 소변 색깔을 관찰하는 것이다. 소변 색이 진한 노란색이면 물이 부족하다는 신호다. 기상 후 첫 소변 색깔을 확인하는 습관을 갖자. 채소·과일식을 시작하면 소변 색깔이 옅어진다. 몸에 적응할 때까지 소변을 자주 볼 수 있다. 하루에 소변은 6~8회가 적당하다. 10회 이상 넘게 계속 소변을 보면 물 양을 줄여 콩팥에 무리가 가지 않도록 조절한다. 물은 과일보다 더 빨리 위장을 지나며 에너지가 소모되지 않는 유일한 물질이다. 소화 에너지는 들지 않으면서 영양소를 운반하고 독소와 노폐물을 배출하도록 이동시킨다. 모든 세포, 조직, 체액의 구성 성분과 체온조절에 필요한 물을 잘 챙겨 마시자.

인간의 몸은 약 60~100조 개의 세포로 이루어져 있다. 매일 수천억 개의 세포가 사라지고 생성을 반복한다. 그 핵심 구성 물질은 수분이다. 하루 평균 1.8리터가 콩팥과 방광을 통해 배출이 된다. 하루 최소 2리터의 물을 마셔야 한다는 건강정보가 나오게 된 이유다. '몸에 진이 다 빠졌다, 기진맥진하다' 할 때는 물이 부족함을 말한다. 평소 채소·과일식을 한다면 하루 2리터의 물을 직접 마실 필요는 없다. 물역시 지나치면 그에 따른 부작용이 생길 수 있기 때문이다. 현대인들의 식습관은 가공식품과 동물성 식품에 짜고 매운 화학성분 조미료에 노출되어 있어 수분은 항상 부족해 물을 수시로 마셔 주는 게 좋다. 기상 후에 몰 한 진은 보약이다.

잠이 보약이다

음식을 먹는 데 있어
수면도 중요하다

'선천지기'라는 용어가 있다. 태어날 때부터 가지고 있는 에너지를 말한다. 각자가 가지고 있는 고유의 에너지를 평생 잘 나누어 사용하는 것이 중요하다. 동시에 '후천지기'처럼 태어난 이후 만들어지는 에너지도 존재한다. 이 두 에너지를 조화롭게 사용해 갈 때 인간은 질병 없이 건강하게 장수를 한다. 상황에 맞추어 자신의 에너지를 쓴 만큼 반드시 회복을 시켜주는 시간이 필요하다. 후천적으로 에너지를 만드는 시간이 수면이다. 충분한 수면 시간과 잘 자는 방법에 대해 알아보자.

수면의 중요성

인간이 가장 잠을 많이 자는 시기는 신생아부터 돌까지다. 갓난아기는 젖 먹는 시간을 제외하고 거의 잠을 잔다. 1년에 평균 26cm정도의 폭발적인 성장을 하는 시기다. 수면은 이처럼 중요한 역할을 한다. 인간은 기본적으로 낮에 활동하고 밤에는 수면하게 진화했다. 초식동물은 인간처럼 낮에 활동하고 밤에 휴식을 취한다. 밤에 쉬고 있는 초식동물을 사냥하는 대부분 육식동물은 야행성이다. 육식동물이 시각보다는 후각과 청각이 더 발달한 이유다. 인간은 낮에 색깔이 있는 과일을 식별해야 했다. 멀리 육식동물은 없는지 확인할 수 있어야 생존이 높았다. 육식동물보다 시각이 발달한 이유다. 충분한 수면은 눈의 회복을 위해 꼭 필요했다.

'기상 후 먹는 물 한 잔, 아침에 먹는 사과 한 알, 밥, 잠' 모두 보약이라 불리는 것들이다. 그 중 수면은 인간의 삶 중 1/3 정도를 차지한다. 그만큼 생존을 위해 필수적이다. 기네스북에 잠 안 자고 오래 버티기 최장기록은 11일 정도다. 1964년 세워진 기록은 생명을 잃을 수도 있음이 확인되어 그해 폐지됐다. 3일 정도 됐을 때 환각과 환상, 인지장애, 불안 증세가 나타나기 시작했다. 삼 일 이상 연속으로 밤을 새지 않는 것이 좋다. 수면은 공기, 물, 음식과 함께 생존을 위한 필수요소다. "죽으면 평생 잔다"라며 수면 시간을 아까워하는 경우 더 빨리 죽을 수 있다는 걸 명심해야 한다.

육아의 가장 큰 고충 중 하나가 수면 부족이다. 아기가 밤낮 구분이 될 때까지 3~4시간 단위로 수유를 해야 한다. 밤에 수유를 끊고 나서도 깊게 잠들지 못하는 아기를 돌봐야 한다. 규칙적으로 낮잠을 재워야 한다. 수면 주기가 안정되는데 통상 36개월 정도의 시간이 걸린다. 당연히 그 시간 동안 부모의 수면 역시 아기와 함께다. 인슐린과 렙틴, 코르티솔, 아드레날린, 멜라토닌 등 호르몬의 원리대로라면 인간은 생존에 실패했을 것이다. 경이롭게도 종족 번식을 위한 과정이기에 이겨낼 수 있도록 인간의 몸은 설계되었다. 부모가 아기를 낮과 밤의 일정한 시간에 자는 습관을 만들어주는 것이 성장에 큰 영향을 미친다.

하루 24시간 중 8시간 정도의 수면이 필요한 건 왜일까? 수면의 목적은 회복과 재생이다. 쌓인 노폐물들을 배출하고 죽은 세포들을 새로운 세포로 교체한다. 세포의 재생 속도는 깨어 있을 때보다 수면 중에 2배 이상 빠르다. 잠을 충분히 자야 하는 것을 뜻한다. 특히 수면은 뇌가 쉴 수 있는 시간이다. 몸이 아프다고 뇌가 신호를 보내면 충분히 쉬어주는 것이 필요한 이유다. 통증은 잠시 쉬어달라는 몸이 보내는 신호다. 이것을 진통제를 통해 꺼버리면 더 큰 문제가 생긴다는 걸 기억하자. 가장 피해야 할 약물이 신경안정제와 수면제다. 쉽게 중독되어 약 없이 자는 것이 어렵게 된다. 회복과 재생 역시 제대로 되지 않는다.

필요한 수면의 양은 몇 시간일까?

'사당오락' 4시간 자면 합격하고 5시간 자면 떨어진다는 뜻의 사자성어다. 예전 고3 담당 선생님들이 자주 쓰는 이야기다. 충분한 수면이 더욱 필요한 성장기 청소년에게 얼마나 폭력적인 행위인가. 이러한 교육은 사회에 나가면 더욱 밤낮없이 일해야 성공할 수 있다는 인식을 만든다. 졸음을 떨치기 위해 커피와 각종 에너지 드링크를 마신다. 몸은 그만큼 더 지쳐갈 뿐이다. 밤잠이 충분하지 못할 때 낮잠이 필요하다고 뇌가 신호를 보낸다. 우선은 밤에 잠을 충분히 자는 것이 중요하다. 그러기 위해서는 밤 8시 이후에는 물 외에는 먹어서는 안 된다.

잠은 보통 7~8시간이 필요하다. 이 기준은 사람마다 달리 적용되는 것이 맞다. 각자 처한 환경이 다르기 때문이다. 전기를 발명한 발명왕 토머스 에디슨의 경우 밤에는 4시간만 자고 낮에 1~2회의 잠을 충분히 잤다. 일반적인 학교나 직장생활을 한다고 보았을 때 8시간의 노동, 8시간의 활동, 8시간의 수면으로 나눈 것이다. 어떤 경우는 4시간만 자도 충분하지만 10시간이 필요한 경우도 있다. 단순한 수면의 양보다는 회복과 휴식이 충분히 되는 수면의 질이 중요하다. 수면의 질을 높이기 위해서는 음식이 많은 영향을 끼친다는 것을 기억하자.

환경 특성상 밤에 충분한 수면하지 못하는 경우도 있다. 낮잠이 필요하다. 유치원까지는 낮잠 시간이 있다. 예전 농경사회에서는 점심을 먹고 나서 잠깐의 낮잠을 잤다. 일의 효율을 훨씬 올렸기 때문이다. 모든 게 빨리 처리되어야 하는 현대사회에서 낮잠 자는 문화는 사라졌다. 최근 애플, 구글, 마이크로소프트 같은 글로벌 기업에서 낮잠 문화 도입을 하고 있다. 애플의 창업지 스디브 잡스는 "낮잠을 잘 수 없는 회사에는 다니고 싶지 않다"는 말도 했다. 미국항공우주국인 NASA는 우주 비행사들의 능률을 올리는데 낮잠이 필요하다는 실험

연구결과를 발표했다.

　기업들이 직원들의 복지를 위해 낮잠을 자게 하는 것은 아니다. 30분 정도의 낮잠을 통해 생산성이 오르기 때문이다. 뇌 기능을 회복시켜 인지능력과 주의력, 창의력이 상승한다. 낮잠은 반드시 누워 잘 수 있는 장소와 많은 시간이 필요하지는 않다. 꼭 누워서 30분 이상을 자야 낮잠의 효과를 얻는 것은 아니다. 잠깐 몇 초만 눈을 감고 있어도 그 효과는 있다. 시각 정보를 차단해 뇌를 순간 쉬게 만든다. 복식호흡을 하며 눈을 감고 3~5분만 쉬어도 낮잠과 같은 효과를 가져올 수 있다. 세계의 역사를 바꾼 위인들을 보면 낮잠을 꼭 자는 습관을 가진 경우가 많다.

좋은 수면을 위한 방법

　잘 잠들기 위해서는 인류가 사용하기 시작한 지 얼마 안 된 것들부터 제한해야 한다. 어두운 밤이라는 것을 몸이 깨닫지 못하게 하는 것들이다. 취침을 하려는 1~2시간 전에는 TV, 스마트폰, 컴퓨터 화면을 보지 않는 게 중요하다. 적정 온도도 중요하다. 너무 시원하거나 덥지 않게 24도의 실내온도가 좋다. 밤에 숙면을 못할 때는 낮에 반드시 30분 정도는 햇볕을 쬐어주자. 점심 식사 후 산책을 하면 효과가 좋다. 보통 저녁 식사 후에 헬스장을 찾는다. 취침 전 운동은 체온을 올리고 신경을 활성화한다. 운동은 저녁 식사 전에 하는 것이 체온과 호르몬을 안정시켜 숙면에 좋다.

음식이 수면의 질에 많은 영향을 끼친다. 섭취, 동화, 배출의 3대 주기를 떠올려보자. 하루 종일 먹은 음식들을 흡수하고 배출하는 작업이 수면 시간에 이루어진다. 야식은 깊은 잠을 방해하는 큰 요인이다. 배출을 위해 사용될 많은 에너지가 소화를 위해 먼저 쓰인다. 뇌도 함께 쉴 수 없게 된다. 잠들기 최소 3시간 전에는 저녁 식사를 마쳐야 한다. 늦어도 저녁 8시까지는 식사를 하는 게 좋다. 불가피하게 늦은 저녁은 채소·과일식으로 하면 숙면에 도움이 된다. 소화 에너지가 필요 없고 독소 배출에 도움을 주기 때문이다. 점심과 저녁 식사가 건강할 때 좋은 수면으로 연결되는 이유다.

정상적인 몸의 작동 체계는 자는 동안 식욕이 억제된다. 식욕 억제 호르몬인 렙틴과 식욕 촉진 호르몬인 그렐린의 조절로 인한 것이다. 늦은 저녁과 야식에 먹는 정제 탄수화물은 호르몬 체계를 교란한다. 배고픔을 이겨 잠들려고 누웠다가도 새벽 1~2시에 라면의 유혹을 뿌리치지 못한다. 배가 불러 포만감에 잠이 든 거라 생각한다. 몸은 밤새 내 독소와 싸우느라 온전히 회복하지 못한다. 아침에 무거운 몸을 이끌고 부은 몸을 느낀다. 만성피로에 시달리게 된다. 저녁 식사 후에는 12~14시간 공복을 유지할 수 있도록 훈련을 해야 한다. 처음 적응할 때 너무 배가 고파 잠들 수 없을 때는 채소·과일만 먹도록 한다.

수면의 질이 나빠 피로가 계속 느껴질 때는 반드시 커피부터 끊어야 한다. 녹차나 에너지 음료도 마찬가지다. 커피는 소화되는 데 24시간이 걸린다. 잠을 깊게 잘 수 없는 이유다. 카페인을 배출하기 위해 많은 에너지가 소모되어 더 피곤하다. 몽롱해진 정신을 차리기 위해 커피의 양은 점차 늘어난다. 악순환의 반복이다. 꼭 커피를 마시고 싶을 때는 오후 2시까지 먹자. 차는 케모마일, 둥굴레, 결명자차 같은 허브차를 마시자. 불면증 환자 중 알코올 중독자가 많다. 처음에는 잠이 안 들면 술의 힘을 빌려 잠들지만 점차 많은 술을 먹어도 잠이 깊게 들지 않기 때문이다. 잠을 자기 위한 용도로 술을 마시는 습관은 애초에 만들지 않는 게 좋다.

하루 7~8시간의 수면은 건강을 위해 필요하다. 수면 시간을 통해 회복과 재생을 한다. 삼일 연속 안자는 것은 몸에 무리가 오니 피해야 한다. 밤에 충분한 수면을 못 잔 경우에는 낮잠이 필요하다. 커피는 수면을 방해하므로 안 마시는 게 가장 좋다. 저녁식사는 늦어도 7시에는 마치자. 운동은 저녁 식사 전에 하는 게 숙면에 도움이 된다. 독소와 노폐물들이 잘 배출되기 위해 야식은 먹지 말자. 술은 숙면에 절대 도움이 되지 않는다. 약물 역시 마찬가지다. 햇볕을 30분 이상 쬐고 소화가 잘되는 건강식으로 몸의 주기를 만들어갈 때 숙면을 한다.

가끔씩 햇빛을 쬐자

공기처럼 항상 존재해 신경을 쓰지 못하는 요소가 체온과 햇빛이다. 체온은 항상성으로 일정하게 유지된다. 산업화와 가공식품의 노출로 체온이 떨어졌다. 저체온은 여러 만성질환과 암을 가져온다. 적정 체온을 유지하는 것부터 건강의 시작이다. 햇빛은 인간을 공격하는 대상이 아니다. 비타민D 호르몬을 생성하게 하는 필수이자 고마운 존재다. 별도의 비용을 들여 비타민D를 인위적으로 섭취할 필요가 없다. 가공되었거나 인위적인 것에는 반드시 부작용이 생긴다. 일주일에 3일만 하루에 30분씩 햇빛을 쬐는 것으로 충분하다. 채소·과일식을 하는 만큼 반드시 중요한 요소임을 기억하자.

몸이 적정 온도를 유지해야 건강하다

다이어트에서 기본적으로 이해해야 할 몸의 중요한 특징이 있다.

'항상성'이다. 말 그대로 항상 일정하게 유지를 하려는 습성이다. 대표적으로 체온을 생각할 수 있다. 몸무게 역시 자신에게 맞는 적정 체중을 유지하려는 것이 몸의 본능이다. 과잉 섭취와 한 번도 겪어보지 못한 가공식품들에 의해 그 능력에 혼란이 온 것이 비만이다. 7백만 년을 생존한 호모사피엔스는 강하다. 원인을 개선해주면 반드시 본연의 질병 없는 건강한 몸으로 돌아온다. 건강한 삶을 위해서는 적정 체온을 찾고 유지하는 것부터 시작하면 된다.

보통 인간의 체온을 36.5℃로 알고 있다. 체온은 심부체온과 피부체온으로 나뉜다. 보통 우리가 측정하는 것은 피부체온이다. 심부체온은 몸의 중심에 위치한 심부조직의 온도로 실제 인체의 체온이다. 혈액이 혼합되는 폐동맥이 정확한 기준이다. 심부체온 측정이 어렵기 때문에 피부체온으로 확인한다. 심부체온은 50년 전까지 36.7℃를 유지했다. 50년 동안 0.5℃가 내려간 36.2℃가 대부분의 평균 체온이다. 심한 경우 35℃대도 있다. 체온이 1℃ 떨어질 때마다 대사능력은 약 12%, 면역력은 30% 이상 저하된다. 체온이 1℃ 높아지면 면역기능이 5~6배 정도 증가한다. 체온이 중요한 이유다.

저체온을 주의해야 한다. 심부체온이 낮으면 위장 기능이 둔화 된다. 가공식품과 야식까지 더해져 소화불량이 심해진다. 소화 과정은 몸에 필요한 에너지를 얻는 중요한 과정이다. 속쓰림과 소화불량을 무심코 넘겨서는 안 된다. 암세포는 35℃에서 가장 증식을 잘한다. 평균 체온이 35.5℃가 지속되면 각종 암, 고혈압, 당뇨병, 고지혈증 같은 질병에 걸리기 쉽다. 체온이 낮아지면 찬 기운으로 인해 혈액순환이 어려워진다. 독소와 노폐물이 쌓여 피가 탁해진다. 탁해진 피로 인해 간, 콩팥, 방광, 폐, 피부 등의 기능이 저하된다. 해독 작용이 안 되며 비만으로 이어진다. 탁해진 피를 해독해주면 체온도 올라가며 자연치 유력과 면역력이 회복된다.

혈관이 수축하면서 통증이 생긴다. 혈액순환이 안 되면 몸 구석구 석까지 혈액이 안 가 그 부위는 점점 차가워진다. 심해지면 통증을 유 발한다. 자가치유의 증상이다. 몸에 면역체계가 가동될 때 열이 오르 게 된다. 면역체계는 36.5℃ 이상에서 정상적으로 가동된다. 심부체온 으로는 37℃ 이상이다. 열이 난다고 해열진통제를 먹는 순간 면역 시 스템을 강제로 꺼버리는 것임을 기억하자. 체온을 인위적으로 낮추는 것은 면역력을 떨어뜨린다. 혈액의 1% 정도를 차지하는 백혈구가 방 어를 잘하도록 돕는 것은 잘 쉬어주며 채소·과일식을 하는 것이다.

아이들은 보통 성인보다 1℃ 정도 체온이 높다. 왕성하게 신진대사 가 움직이기 때문이다. 체온이 올라갈 때 혈관도 확장되고 혈액순환이 잘되어 피가 맑아진다. 면역력이 올라가는 이유다. 평소에 몸을 따뜻하 게 하는 것이 중요하다. 체온을 따뜻하게 하는 방법 중 족욕을 하는 것 이 있다. 발은 순환하는 모든 혈액을 따뜻하게 해 전신으로 보낸다. 하 루 30분 정도면 충분하다. 반신욕이나 전신욕은 몸 상태에 따라 심장 에 무리를 줄 수 있어 족욕이 무난하다. 덥다고 냉수나 얼음이 들어간 커피를 자주 마시는 것은 실제로는 몸을 힘들게 하는 것이나. 몸의 중 심이자 에너지가 생성되는 배를 항상 따뜻하게 해야 건강하다.

2000년대부터 햇빛에 대한 위험을 알리는 정보들이 많아졌다. 햇빛의 자외선에 의한 피부암을 경고했다. 심지어 생후 6개월간 아기들은 절대 햇빛을 쐬면 안 된다는 소아과 의사도 있었다. 과연 인간은 햇빛을 쐬면 안 되게 진화했을까? 호흡을 하기 위해서는 공기가 필요하다. 식물은 햇빛을 통해 광합성작용을 한다. 이산화탄소를 마시고 산소를 내뿜는 작용이다. 햇빛이 없으면 지구상의 생명체는 살 수 없다. 신(자연)이 태양을 인간에게만 생존의 위협이 되게 만들었을 리는 절대 없다. 햇빛은 인간에게 비타민D 호르몬을 만들어주는 중요한 작용을 한다.

모유는 완전식품이지만 비타민D를 아기에게 주지는 않는다. 이 뜻은 햇빛을 통해서 충분한 비타민D를 얻을 수 있다는 것이다. 임신한 여성 역시 태아의 뇌 발달을 위해 비타민D가 필요하다. 채소·과일식으로도 부족한 비타민D는 햇빛을 쐬면 충분하다. 현실에서는 임산부와 신생아에게 비타민D 영양제를 처방한다. 신생아실과 조리원 기간까지 한 달 넘게 아기는 햇볕을 쐬지 못한다. 이후에도 엄마는 아기가 햇볕에 노출이 안 되게 모든 수단과 방법을 동원해 외출한다. 엄마 역시 항상 선글라스와 자외선 차단제를 바른다.

인간은 선글라스를 쓰고 자외선 차단제를 발라야만 낮에 활동할 수 있는 존재가 아니다. 햇빛을 못 쐬게 하고 대신 비타민D 영양제를 먹으라고 하는 상업주의의 소리에서 벗어나야 한다. 햇빛이 주는 천연 비타민D 효능을 알면 더 이상 양털로 만드는 비타민D 영양제를 먹어야 하는지 고민할 필요가 없다. 천연 비타민D는 뇌의 성장에 도움이 된다. 비타민D 수용체는 햇빛을 쬐는 것만으로도 뇌 속 신경의 성장을 돕는다. 면역체계를 안정시켜 천연 백신 역할을 한다. 많은 연구들이 각종 암의 70%를 예방할 수 있다고 한다. 문제는 햇빛 대신 영양제 섭취만을 안내한다는 점이다.

하루에 필요한 햇빛은 전문가들이 정해주지 않아도 된다. 비타민D 수치 검사는 의료와 제약업계가 돈을 벌기 위한 좋은 수단에 불과하다. 중동 건설 노동자들은 쏟아지는 땀을 닦아내며 자외선 차단제를 계속 바르며 현장 일을 할까? 그 많은 작업자들은 모두 피부암에 걸렸을까? 절대 그렇지 않다는 걸 우리는 안다. 선글라스를 착용하지 않은 모든 현장 근로자들이 시력을 잃지 않은 것처럼 말이다. 인간의 몸은 햇빛에 노출되었을 때 반응 체계가 오래전부터 갖추어졌다. 화학 전문가들은 절대 자외선 차단 관련 제품을 사용하지 않는다. 얼마나 몸에 안 좋은지 잘 알기 때문이다. 햇빛이 강한 시간만 피하면 된다. 그게 자연의 이치다.

선글라스는 뇌의 중요한 호르몬이 분비되는 것을 방해한다. 자외선으로부터 피부를 보호하는 데 꼭 필요한 호르몬이 멜라닌 색소다. 멜라닌 색소 생산을 선글라스가 막는다. 햇빛은 인간의 적이 아니다. 생명의 원천이다. 위위적으로 만든 비타민D는 과잉 섭취되이 독소와 노폐물이 될 뿐이다. 햇빛을 통해 만들어지는 경우는 혈액 속 비타민 농도를 자동으로 조절한다. 일주일에 3일만 하루 30분씩 햇빛을 쬐면 비타민D의 필요한 양이 만들어진다. 여름에 충분히 만들어진 저장된 양으로 3개월을 보낼 수 있다. 인간의 몸은 겨울을 잘 보낼 수 있도록 설계되어 있다. 인간은 채소·과일식과 햇볕을 쬐는 것만으로도 생존이 가능하다. 이것이 자연의 섭리다.

체온이 1℃ 떨어질 때마다 면역력이 30% 이상 저하된다. 체온이 1℃ 높아지면 면역 기능이 5~6배 정도 올라간다. 몸을 항상 따뜻하게 하며 해열제를 함부로 먹으면 안 되는 이유다. 햇빛은 비타민D 호르몬을 생성하게 한다. 비타민D는 칼슘 흡수를 돕는다. 비타민D는 암을 예방해준다. 하루에 30분씩만 햇볕을 쬐는 습관을 갖자. 여름에 충분히 만들어 저장된 비타민D로 겨울을 보낼 수 있다. 겨울이라고 비타민D 영양제를 섭취할 필요가 없다. 인위적으로 만든 과잉된 비타민D는 몸을 공격할 뿐이다. 채소·과일식과 적정 체온유지, 햇볕을 충분히 쬐면 건강하게 지낼 수 있다.

쾌변은 건강의 청신호

독소 덩어리인 변비는 비만을 불러온다

문명이 발달하면서 불의 발견은 전기로 대체되었다. 밤낮의 구분이 없어지면서 인간의 생체리듬에 문제가 생기기 시작한 것이다. 3교대 근무를 하는 사람들의 가장 큰 증상은 불면, 소화불량, 변비 등이다. 야식을 먹게 됨에 따라 비만으로 이어지고 이는 다시 만성질환이 되는 악순환의 고리에서 벗어날 수 없게 된다. 인간의 몸은 아직도 해가 지고 밤이 되면 자고 일어나는 자연의 법칙에 가장 최적화되어 있다. 24시간 편의점부터 야식 배달업소 등 우리는 언제든지 먹을 수 있는 환경 속에 있지만 정작 먹고 난 후 몸의 노폐물과 음식 찌꺼기를 제거하는 배변 활동에 문제가 생겼다. 변비를 해결해야 비만에서 벗어날 수 있다.

비만의 시작은 변비

몸의 방어 시스템인 림프 시스템에 이상이 생기면 림프 주머니가 부풀어 오르는 신호를 준다. 통증과 같은 면역 시스템이 주는 신호처럼 소화기관에 문제가 있음을 알려주는 최종 신호는 변비다. 소화가 오래 걸린다는 것은 위와 장에 머무르는 시간이 길다는 것이다. 장에서 부패하고 발효되어 썩으면서 각종 독소를 발생시킨다. 대변으로 나가지 못할 때는 독한 방귀로 배출하지만 이마저도 흡수될 때 각종 질병이 시작된다. 가공식품을 섞어 먹더라도 하루에 한 번씩 배출 작용인 대변이 나오면 그나마 몸에 남는 독소가 적다는 것을 뜻한다. 먹는 만큼 내보내는 배변 활동은 중요하다.

비만인 경우 세금을 부과하는 비만세가 있다면 깜짝 놀랄 수 있다. 일본의 경우 2008년부터 메타보법이 시행되었다. 메타보법은 1년에 한 번 국가가 허리둘레를 재도록 한다. 40세에서 75세 이상 성인 중 허리둘레가 비만 기준에 들면 소속 단체나 회사에 벌금을 물리거나 지원금을 삭감한다. 일본은 현재 OECD(경제협력개발기구) 회원국 즉 선진국 중 비만율이 가장 낮다. 덴마크는 2011년 비만세를 도입했다가 반발로 철회했다. 프랑스, 헝가리, 멕시코, 영국은 비만율을 줄이기 위해 탄산음료, 햄버거, 피자 등에 설탕세를 도입했다. 비만은 세계 인구 건강을 위협하는 심각한 질환이다. 비만이 되지 않기 위해서는 변비가 없어야 한다.

시중의 변비약도 듣지 않는 만성 변비로 고생하는 70대 여성의 사례가 있다. 일주일에 한 번 정도 힘들게 대변을 보는 상태. 체중은 75kg로 비만이었다. 양방, 한방, 민간요법 안 해본 것이 없다며 3년 정도 대변을 제대로 보지 못해 뭐든 시키는 대로 하겠다고 했다. 특이사항으로는 30년 넘게 고혈압 약을 복용해왔다는 점이 있었다. 고혈압 약에 심리적으로 길들여져 있었다. 다른 하나는 고기를 하루에 최소 2번은 먹는 것에 대해 문제의식이 없었다. 아침은 과일 주스로 바꾸고 동물성 식품 제한을 했다. 밥은 백미에서 현미밥으로 점심에만 먹고 저녁은 고구마로 대체했다. 설사를 거치고 2주부터 대변을 아침에 보기 시작했다. 한 달 동안 체중은 5kg 감량했다.

주기적으로 유행하고 있는 저탄고지(저탄수화물 고지방) 다이어트가 있다. 탄수화물(포도당) 섭취를 제한하고 고지방인 고기를 많이 먹는 방법이다. 건강을 위해 다니는 헬스장에서도 근육을 만들기 위해 닭가슴살과 소고기를 많이 먹으라고 한다. 온종일 풀만 먹는 근육질의 황소만 보더라도 이 말은 상식에 부합하지 않는다. 인간이 소처럼 위장을 4개나 가지고 있지는 않지만 육식동물보다는 초식동물에 가까운 위장 구조를 가지고 있음을 기억하자. 과잉섭취한 동물성 단백질은 소화가 되지 않아 결국 부패하게 된다. 위장에서 썩는다는 거다. 독한 방귀냄새와 대변이 나올 때는 며칠 사이 고기를 많이 먹지 않았는지 꼭 확인하자.

건강의 중요 기준인 배변 활동

아이들에게 대변의 중요성에 대해 교육하는 동화책이 있다. 사람들이 맛있는 요리를 앞에 두고도 많이 먹지를 않는다. 모두 음식 냄새만 맡을 뿐이다. 주인공인 아이가 이유를 묻는다. 그들은 항문이 거의 막혀 있어 음식을 많이 먹으면 아프다고 답한다. 실제 인간은 대변을 보지 못하면 죽음에 이를 수 있다. 매일 음식섭취를 하는 경우 2일에는 대변을 보게 된다. 주 3회 이상은 배변을 해야 한다. 몸에 들어온 독소들이 빨리 제거되지 않고 있을 때 변비가 생기고 비만으로 이어진다.

아침 기상 후 첫 소변 색깔로 몸의 수분 상태를 확인할 수 있다. 배출 주기인 새벽 4시에서 낮 12시 사이에 대변 활동을 하면 좋다. 소변과 마찬가지로 대변 상태를 확인하는 습관을 갖자. 조선 시대 왕의 대변은 매화라 지칭했고 변기는 매화틀이라 불렸다. 왕의 대변은 궁궐 의원들이 매일 모양과 맛을 보며 왕의 건강 상태를 확인했다. 냄새와 모양, 색깔을 통해 간단히 나의 몸 상태를 알 수 있다. 일명 바나나 똥이라 불리는 형태가 나올 때 가장 소화기관이 좋음을 뜻한다. 딱딱하며 콩알 모양의 토끼똥 형태는 장 내에 최소 3일 이상 있었음을 말한다. 대변 냄새가 심하면 동물성 단백질과 기름진 음식을 많이 먹었다는 신호다.

일본에서는 분변 이식 시술 사례를 흔하게 볼 수 있다. 다른 사람의 대변을 내 장으로 직접 가져오는 것이다. 좋은 장내 미생물을 대변을 통해 이식하는 거다. 변비와 비만 치료로 시작된 시술은 치매나 당뇨, 암과 같은 질병에도 효과가 있다는 연구결과들이 있다. 오래전부터 동서양에서 대변으로 질병을 치료한 기록들이 있다. 지금은 신선한 채소·과일을 원하는 만큼 언제든지 구할 수 있는 환경이다. 굳이

다른 사람의 대변을 가져오거나 유산균 제품을 매일 먹기보다는 살아 있는 진짜 음식인 채소·과일식으로 장내 미생물을 만들자. 매일 아침에 사과와 바나나로 시작하자. 낮 12시까지는 과일 주스만 먹으면 배변 활동이 좋아진다.

특히 아침 사과는 효과가 확실하다. 펙틴이라 불리는 사과의 식이섬유가 장내에서 부풀어지며 부드러운 변을 보게 해준다. 펙틴 성분은 장내의 나쁜 세균을 없애주며 장 기능을 개선해 설사에도 효과가 있다. 펙틴 성분은 사과의 껍질에 많이 있다. 물에 잘 씻어 껍질째 먹도록 하자. 변비와 설사에도 좋은 사과는 지방산 합성을 억제해 콜레스테롤 수치 조절에도 도움이 된다. 아침에 먹는 사과는 보약이라는 말이 나온 이유다. 아침에 사과 한 개를 꼭 먹는 습관을 만들자.

변비를 해결하는 방법

신생아 때부터 먹고 있는 기능식품이 유산균이다. 프로바이오틱스로 불린다. 유제품 이름에서도 볼 수 있는 비피더스는 유산균의 이름이다. 프리바이오틱스는 유산균의 먹이를 뜻한다. 프락토 올리고당이 친숙하다. 유산균과 유산균의 먹이까지 동시에 먹는 기능식품이 판매되고 있다. 변비에는 유산균 기능식품보다 채소·과일식이 훨씬 효과가 높다. 죽어 있는 음식과 살아 있는 음식의 차이다. 가공식품을 먹으면서 유산균 제품을 아무리 많이 먹어도 효과를 보지 못하는 이유다. 식이섬유와 올리고당류는 채소 과일에 모두 들어 있다. 바나나와 양배추를 식전에 꾸준히 먹어주면 효과가 크다.

채소·과일에 많이 있는 식이섬유는 두 가지로 나뉜다. 물에 잘 녹는 수용성과 녹지 않는 불용성이다. 수용성 식이섬유는 콜레스테롤 수치와 혈당을 낮춰 혈관을 깨끗하게 해준다. 불용성 식이섬유는 장 내 유익균 증식과 변비에 좋다. 식이섬유를 식사 중에 많이 섭취하면 혈당의 급상승을 예방해 당뇨환자들에게 더욱 유익하다. 수용성 식이섬유는 사과, 견과류, 해조류 등에 풍부하다. 불용성 식이섬유는 현미, 통밀, 통곡물, 토마토, 당근, 오이 등을 먹으면 된다.

식이섬유는 포만감을 주어 다이어트에도 효과적이다. 독소 배출을 하는 것은 피부미용뿐 아니라 암 예방에도 좋은 영향을 준다. 2016년 하버드 공공보건대 연구결과 유방암 발병 위험이 식이섬유를 많이 섭취할 때 낮게 나왔다. 아침에 과일이나 과일 주스로 식이섬유를 충분히 섭취할 수 있다. 과일과 과일 주스도 최대한 천천히 꼭꼭 씹어 먹으면 좋다. 세계보건기구는 하루 권장량인 식이섬유 25g을 통해 대장암도 예방할 수 있다고 밝혔다. 식이섬유 음료나 가공식품이 아닌 채소 과일이 기준이다.

변비 증상이 있을 때는 고기 대신 식이섬유가 많은 식단으로 바꾸어야 한다. 수분이 많은 채소·과일식을 하며 밥을 먹을 시에는 꼭꼭 씹는 습관이 중요하다. 먹는 것과 함께 몸을 움직여 주는 것도 중요하다. 하루 30분 이상은 햇볕을 쐬며 걸어주자. 저체온이 되면 배가 차갑게 되면서 위와 장의 활동성이 떨어지게 된다. 차가운 물과 음료를 비롯해 찬 음식들을 먹지 않아야 한다. 채소·과일식을 하면서 배를 따뜻하게 찜질을 자주 해주면 변비 개선에 도움이 된다.

우리 음식문화는 원래 식이섬유가 많은 채소·과일식을 해왔다. 미국 음식문화가 들어오면서 급격하게 비만 인구가 늘기 시작한 것이다. 2013년에 사과 껍질 성분에 피세틴 장수 유전자가 발견되었다. 과일의 효용과 기능은 여전히 일부만 알려져 있다. 밝혀진 작용 기전 외에도 많은 효과가 더 있다는 것은 확실하다. 다른 과일들 효소와 결합했을 때의 시너지는 밝혀지는 데 상당한 시간이 걸릴 것이다. 변비와 비만을 해결하는 데 가장 뛰어난 천연 영양제와 항산화 식품인 채소·과일을 먹을지 화학 덩어리 기능식품이나 죽은 음식인 가공식품을 먹을지는 이제 나에게 달렸다.

PART 4

채소·과일식
실전 케이스

다이어트를 할 때 꼭 피해야 하는 음식

3개월 10kg 감량을 할 때는
시간에 따라 음식섭취, 탄수화물 제한을 해야 한다

다이어트를 결심하면 목표 체중과 기간을 정해야 한다. 75kg 이하인 경우는 10kg 정도 감량이 일반적이다. 90kg 이상인 고도비만인 경우는 20kg 감량이 필요하다. 몸은 체중을 유지하려는 세트포인트를 가지고 있다. 이것의 완전한 변화를 위해서는 3개월의 시간이 필요하다. 10kg 감량에 가장 적정한 기간이며 다시 예전 몸무게로 돌아가는 요요를 방지할 수 있다. 20kg 감량에 몸이 완전히 적응하는 기간은 1년으로 생각해야 한다. 한 달 또는 그 이하로 단기간에 5kg 감량이 필요한 경우에 맞는 방법도 제시한다.

배출 주기와 동화 주기는 반드시 지키자

이번 목차에서는 현실에서 가장 실천하기 쉬운 방법을 제시한다.

우선 배출(새벽4시~낮12시), 섭취(낮12시~저녁8시), 동화(저녁8시~새벽4시) 주기 개념을 완전히 이해하자. 배출 주기에는 항상 과일 또는 과일 주스만 섭취한다. 동화 주기에는 물만 마신다. 이 두 가지 원칙은 항상 지켜주면 된다. 과일은 통조림이나 말린 과일이 아닌 신선한 과일을 말한다. 과일 주스는 가공식품으로 나온 만들어진 주스는 사서 먹으면 안 된다. 사과나 바나나 정도만 넣어서 직접 갈아 마시면 된다. 생활을 하다 보면 놀러 갈 때도 있고 친한 사람들과 모임을 하는 날도 있다. 최대한 약속을 제한하자. 이럴 때 먹게 되더라도 다음 날부터 다시 시작하면 된다.

다이어트에 있어 결과는 체중이다. 체중은 몸의 독소와 노폐물을 제거하면 자연스럽게 빠진다. 3개월이라는 시간에 10kg을 감량할 때 요요가 없다. 10kg 이상의 감량이 필요한 경우에는 1년에 20kg 감량을 목표로 삼자. 3개월에 20kg을 감량하고 3개월 뒤에 다시 원상태가 되면 아무 소용이 없다. 건강만 더 해치는 다이어트가 된다. 10kg 감량 후 3개월은 유지하도록 관리한다. 이후 3개월간 추가 10kg을 감량하고 다시 3개월은 유지하는 데 집중한다. 6개월씩 두 번에 걸친 감량을 하고 이후 1년 동안은 꾸준히 유지해야 내 최종 몸무게가 된다.

체온을 항상 유지하려는 항상성처럼 몸무게도 적정 수치를 기억하는 세트포인트 지점이 있다. 현재의 몸 상태에 맞는 지방을 비축하려는 것이다. 급하게 살을 뺀 경우에 반드시 요요가 생기는 이유다. 보통 5kg 정도가 감량되면 정체기가 반드시 온다. 지방이 빠져 나간 몸에 적응하는 시간이 필요하다. 한 달에 5kg 정도가 빠지면 2주 정도 정체기를 거쳐 조금씩 추가 감량이 이루어진다. 이때 마음을 조급하게 갖지 말고 해오던 패턴을 꾸준히 해나가는 것이 중요하다. 다이어트 기간을 통해 올바른 식습관을 만드는 게 최종 목표다.

이 방법은 직장인들을 위한 일반적인 실용편으로 이해해도 된다. 동물성 식품을 먹어도 된다. 기본적으로 식사는 1일 2식이다. 아침 식사를 해오던 습관이 있는 경우에는 무조건 과일이나 과일 주스로 바꾸자. 공복을 유지하다 점심을 먹어도 좋다. 12시간 공복을 지키자. 회식이나 저녁 약속으로 인해 밤 9~10시까지 음식 섭취를 했다면 최소한 다음 날 아침 9~10시까지는 물만 마시도록 하자. 12시간 이상 공복 유지를 통해 내장지방을 비롯한 체지방이 분해된다. 하루 한 잔의 커피가 꼭 필요할 때는 과일 주스 섭취 후 오후 2시 전까지가 좋다.

당질(탄수화물)을 제한하자

점심과 저녁은 일반식으로 먹어도 된다. 기억할 것은 당질을 제한하는 것이다. 대표적인 것은 밀가루를 사용한 면과 빵이다. 점심, 저녁 메뉴로 김밥, 라면, 우동, 국수, 파스타는 피하자. 쌀밥은 평소 먹는 양에 절반만 먹도록 한다. 현미밥을 챙겨와서 백미 대신 먹으면 가장 좋다. 떡이나 볶음밥은 피하자. 찜닭을 먹을 때 들어 있는 당면은 먹지 않도록 한다. 튀김 음식과 설탕이 많이 들어간 과자를 제한하자. 회사 탕

비실에 구비된 빵이나 과자는 다이어트 기간 동안에는 먹지 말자. 과일은 마음껏 먹어도 된다. 말린 과일이나 통조림 과일은 제외다.

당질 제한은 탄수화물을 기본적으로 제한하는 것이다. 흰쌀밥, 빵, 면류를 제한한다. 동물성 식품인 고기, 생선, 달걀 섭취도 가능하다. 채소, 버섯류, 해조류, 두부 등을 골고루 섭취하면 된다. 국수가 먹고 싶을 때는 메밀국수를 먹자. 시중에는 100% 메밀을 사용하는 음식점을 찾기는 힘들다. 동료들과 콩국수나 냉면집에 갔을 때는 메밀국수를 먹자. 빵 역시 통밀빵은 먹어도 좋다. 고기를 먹을 때도 당질 제한을 한다. 탄산음료는 마시면 안 된다. 고기를 충분히 먹고 밥은 함께 먹지 않는다. 쌈채소에 먹으면 배불리 먹을 수 있다.

고기는 가급적 지방이 적은 부위로 먹자. 삶아 먹는 수육 형태가 좋다. 구운 생선은 최대한 기름을 제거하고 먹자. 해조류와 버섯류를 챙겨 먹자. 샐러드에는 올리브 오일이나 아보카도 또는 코코넛 오일을 곁들여 먹자. 술을 꼭 마셔야 하는 상황에는 맥주보다는 소주를 마시자. 맥주나 칵테일에는 당질이 많이 들어 있다. 소주, 위스키, 브랜디 같은 증류주는 당질이 없어 괜찮다. 물론 술은 안 먹는 게 다이어트에는 가장 좋다. 술과 함께 먹는 안주가 문제이기 때문이다. 안주는 견과류나 치즈 정도에 만족해야 한다. 마른안주도 너무 많이 먹지 않도록 주의하자.

1개월에 5kg 감량이 필요한 경우의 방법이다. 웨딩 사진이나 돌사진 촬영, 소개팅 등 단기간에 체중감량이 필요한 경우다. 당질 제한은 동일하다. 쌀밥은 전혀 섭취해서는 안 된다. 여기에 동물성 식품을 완전히 제한한다. 고기, 생선, 계란, 각종 유제품류를 먹지 않는다. 철저하게 현미밥과 채식 위주의 식단을 구성하자. 외식을 하는 경우에는 국이나 찌개는 제하고 비빔밥 같은 채소와 함께 먹는 메뉴를 정하자. 주말 또는 일주일에 이틀은 과일과 과일 주스만 먹는다.

지켜야 할 사항 목록

1. 기상 후 물 한 잔 마시기, 낮 12시까지는 과일 또는 과일 주스만 마시기

2. 저녁 8시부터 아침 8시까지 12시간 공복 유지

3. 점심과 저녁 식사에서는 탄수화물 철저하게 배제(당질 제한)

   (백미 대신 현미밥 섭취, 밀가루가 들어간 빵, 면, 떡 종류 제한, 튀긴 음식 제한, 라면, 케이크, 과자, 탄산음료, 피자, 치킨, 햄버거, 감자튀김 섭취 제한)

   나물, 버섯류, 해조류(김, 미역, 다시마 등), 두부, 쌈채소, 양배추, 백김치 반찬 섭취

4. 3개월에 10kg 감량 목표 경우 동물성 식품 섭취 가능(고기, 생선, 계란) (당이 들어간 유제품류는 섭취 제한)

5. 1개월에 5kg 감량 목표 경우 동물성 식품 섭취 제한

6. 술은 맥주 대신 소주만 한 번에 2~3잔까지만 섭취(안주는 견과류, 마른 안주 위주로 섭취)

7. 일요일은 과일 또는 과일 주스만 섭취

8. 한 달에 5kg 감량 시에는 주말 또는 이틀은 모두 과일 또는 과일 주스만 섭취

9. 식사는 최소 20분 이상 천천히 꼭꼭 씹어 먹기

10. 식사 중에 물 마시지 않기, 식후에는 입만 가볍게 헹구고 2시간 후부터 마시기

건강한 다이어트를 위한 식생활 습관의 가장 큰 변화는 두 가지다. 배출 주기(새벽4시~낮12시)에 과일 또는 과일 주스만 먹는 것이다. 동화 주기(저녁 8시~새벽4시)에는 음식섭취를 제한하는 것이다. 공복 유지를 12시간 하면 자연스럽게 간헐적 단식의 효과를 볼 수 있다. 두 가지 원칙만 지켜도 독소와 노폐물 배출로 체중감량은 자연스럽게 일어난다. 여기에 당질(탄수화물) 섭취 제한을 해주자. 기본적으로 흰 쌀밥 대신 현미를 먹자. 밀가루가 들어간 빵, 면류 음식은 제한한다. 당이 들어간 유제품과 튀긴 음식들도 제한하면 된다. 그 외 음식들은 섭취가 가능하다. 단기간 감량이 필요할 때는 동물성 식품까지 제한해주자. 일주일에 하루는 과일 또는 과일 주스만 섭취하면 된다.

만성질환을 막는 음식 섭취법

만성질환이 있을 때는 음식에 대해 알아야 하고
채소·과일식을 먹으면 된다

인간은 육식동물로 진화하지 않았다. 인간과 유전자가 99.6%가 같은 침팬지는 과일과 풀을 주식으로 한다. 치아 구조와 위장의 길이는 초식동물에 가깝다. 육식과 가공식품 섭취가 늘어나면서 각종 질환에 시달리게 된 것이다. 만성질환에서 벗어나는 방법은 소화가 잘되는 음식을 통해 독소와 노폐물이 쌓이지 않게 하는 것이다. 위장에서 30분만 머무르며 소화 에너지가 가장 적게 드는 채소·과일식이 인간의 주식이다. 평소 70%만 채소·과일식을 해도 몸의 자연치유력을 회복해 건강해질 수 있다. 천연 항산화 물질을 놔두고 또 다른 독소와 노폐물이 되는 영양제와 약을 매일 먹을 필요가 없다.

만성질환이 생기는 이유는 음식이다

　몸의 방어체계인 림프 시스템이 주는 신호가 두통, 위장장애, 비염, 아토피, 생리통, 생리불순, 지방간, 간경화 등과 같은 만성질환이다. 약을 먹기 전에 식단 관리를 먼저 하자. 기본적으로 아침에는 무조건 과일과 과일 주스만 섭취한다. 저녁 7시부터 아침 7시까지는 물만 마신다. 점심에만 곡물을 섭취한다. 흰 쌀밥 대신 현미식으로 바꾼다. 저녁에도 채소·과일식을 한다. 먼저 한 달간은 철저하게 동물성 식품을 제한해보자. 모든 건강기능식품도 섭취를 중단한다. 체중은 자연스럽게 감량이 된다. 점심, 저녁에는 양배추를 항상 같이 먹자. 3개월을 꾸준히 했을 때 완전히 달라진 몸의 변화를 느낄 것이다. 예전의 식단으로 돌아갈 수 없는 이유다.

　비만과 함께 선진국형 질환으로 생기는 것이 비염과 아토피이다. 위생적이고 청결해진 환경에 비해 몸에 들어오는 화학물질들로 인해 알레르기 반응이 생기는 현상이다. 항히스타민과 스테로이드에 내성이 생겨 양약으로 증상 완화조차 안 된다. 몸을 해독하고 자연치유 능력을 회복시켜 체질 개선을 해야 한다. 첫 시작은 식습관을 바꾸는 것이다. 가공식품과 밀가루, 튀긴 음식을 제한해야 한다. 이러한 음식들이 질병의 원인이라고 생각조차 하지 못하는 경우가 많다. 채소·과일식 위주의 식단으로 해독과정을 하자. 수년을 잃아온 질환이 불과 몇 달 만에 사라지는 놀라운 경험을 할 수 있다. 몸에 들어오는 음식이 가장 강력한 치료제이다.

평생 먹어야 하는 줄 아는 약이 고혈압과 당뇨약이다. 혈압과 혈당을 일시적으로 낮춰주는 원리다. 근본적인 치유가 아님을 뜻한다. 평생 먹어야 하는 약이 아니다. 독소와 노폐물 배출을 통해 혈액순환을 잘 되게 하고 인슐린 저항성을 정상화하는 게 중요하다. 평소에 먹는 음식이 중요한 것이다. 피해야 할 것은 기름진 음식이다. 피를 탁하게 하기 때문이다. 동물성 식품인 고기, 생선, 계란, 우유, 치즈 등의 섭취를 완전히 제한하고 현미를 먹자. 처음부터 바로 약을 끊지는 말자. 담당 의사에게 식단 관리를 알리고 수치를 확인하면서 조절해 나가자. 보통 한 달 동안은 필요시에만 복용하고 3개월 뒤에는 약 없이도 정상적으로 유지가 가능하다.

심장으로 피를 보내는 동맥이 막히거나 좁아질 때 심장마비가 온다. 뇌로 피가 못가거나 터지면 중풍이 발생한다. 혈관을 막는 물질을 플라그라고 한다. 콜레스테롤과 지방으로 기름 때가 끼면서 플라그로 혈관이 막혀버리는 것이다. 가장 큰 원인으로는 동물성 식품과 포화지방 섭취가 있다. 동물성 기름뿐만 아니라 식물성 기름의 과잉도 문제가 된다. 식용유, 콩기름, 해바라기유 등 식물성 기름도 피해야 한다. 산화질소를 발생해 혈관 청소를 해주는 채소·과일식을 하자. 동물성 식품을 제한하고 현미식으로 바꾸면 혈관 청소는 자동 정화된다. 소화 과정에서부터 지방이 쌓이지 않게 하는 음식섭취가 중요하다.

만성질환은 채소·과일식으로 벗어날 수 있다

몸에 들어오는 독소들을 해독하는 기관은 간과 콩팥이다. 매일 처리되는 독소와 노폐물 양보다 들어오는 양이 더 많으면 이를 지방으로 축적한다. 채소·과일식을 통해 간과 콩팥 기능을 정상화시켜야 한다. 살기 위한 몸의 자정 능력이 살이 찌는 것임을 알아야 한다. 건강한 살이 아닌 몸이 붓는 부종 증상이다. 비만은 염증 세포들이 가득한 질환이다. 독소들을 저장할 때 수분이 필요하다. 이러한 원리로 인해 물만 먹어도 살이 찌는 것처럼 느껴진다. 몸이 주는 경고 신호는 안 좋은 음식을 그만 먹고 채소·과일식으로 해독해달라는 뜻이다.

콜레스테롤 수치의 이상으로 혈관이 막히면 뇌경색, 뇌졸중, 심근경색, 협심증, 심장마비로 이어진다. 뇌경색이나 뇌졸중은 중풍이라고 불린다. 심장질환과 뇌혈관질환은 밀접하다. 사망으로 이어지는 증상은 아주 오랜 시간 동안에 걸쳐 혈관에 이상이 생겼음을 뜻한다. 혈관에 이상을 주는 원인은 고혈압이다. 고혈압 역시 혈관이 막히면서 생기기 시작한다. 기름으로 막힌 혈관을 깨끗하게 해주면 모든 문제가 해결되는 것이다. 기름이 생기는 음식부터 제한해야 한다. 일주일에 이틀은 완전히 과일이나 과일 주스만 섭취해보자.

심장마비, 심근경색, 뇌졸중, 뇌경색 등 골든타임을 요하는 질환들이 있다. 사망에 이르게 하는 증상들로 인해 공포 마케팅을 하는 곳이 병원이다. 조금만 두통이 있어도, 조금만 심장 통증이 느껴져도 각종 검사들을 한다. 조기 검진만이 최악의 상황을 예방하는 최선책이라고 한다. 진통소염제는 절대 질병을 예방해주지 않는다. 약물은 그저 증상을 숨기는 것일 뿐 완치 개념이 아니다. 무엇을 먹느냐에 따라 병을 치유하고 예방할 수 있다. 아주 오래전부터 인간이 병을 이겨내는 방식이다. 림프 시스템을 회복시키는 것은 음식으로 해야 한다.

제품 성분을 보다 보면 천일염 사용이라는 문구를 볼 수 있다. 로마 시대에는 월급을 소금으로 지급했다. 그만큼 소금은 인간의 생명을 유지하는 데 필수적인 역할을 한다. 소금 역시 대량 생산되면서 가공된 정제염으로 인해 질병의 원인이 되는 오명을 갖게 되었다. 전통 방식인 바닷물을 가둬 말리고 거기에서 나오는 천일염이 판매되는 것은 정제염이 인체에 해롭다는 사실이 밝혀졌기 때문이다. 천연소금이 아닌 정제염은 염화나트륨 화학 덩어리에 불과하다. 미네랄 등 각종 무기질 영양소가 모두 없어진 채 짠맛만 내는 독소다. 평소에 가공식품을 통해 정제염을 너무 많이 먹고 있다. 국, 찌개 등의 제한으로 소금 섭취량을 줄이자.

병원은 근본치료를 위해 방문하는 곳이 아니다. 식생활 습관 개선을 통해 근본 원인인 몸 독소를 해독한 후 잘 관리되고 있는지 확인하러 가는 곳이다. 채소·과일식을 통해 질병을 예방할 때 120세에 건강하게 자연사를 할 수 있다는 걸 명심하자. 몸에 독약과 보약이 되는 두 가지가 동시에 존재하는 곳이 있다. 바로 마트다. 한쪽에는 수많은 가공식품이 다른 곳에는 신선한 과일과 채소가 즐비해 있다. 우리는 이제 올바른 선택을 할 수 있다. 스스로 내 몸에 가장 좋은 처방을 내릴 수 있는 최고의 주치의는 바로 나 자신이다.

암을 이기는 자연치유력 회복 음식

암 환자, 암 치료를 받을 때는
독소 청소, 면역력 강화, 자연치유력 회복을 해야 한다

건강을 논하면서 암이라는 질병을 언급하지 않을 수가 없다. 우리나라 국민 중 3명 중 1명이 암 진단을 받는 이유는 도대체 뭘까? 정말 암 보험 말고는 대비책이 없는 걸까? 참 애석하게도 병원과 제약회사는 당신의 암 예방에는 절대 관심이 없다. 돈이 되지 않기 때문이다. 암 전문병원과 전문 약이 증가할수록 암 환자도 함께 증가한다. 정말 모순적이지 않은가? 암은 예방할 수 있는 방법과 치료하는 방법이 동일하다. 계속 강조해온 바와 같이 림프 시스템에 쌓인 독소를 청소해주면 된다. 면역력을 떨어뜨리지 않으면서 자연치유력을 높이는 채소·과일식으로 독소 청소와 에너지 공급을 해주면 암 공포에서 벗어날 수 있다.

암은 우리 몸을 공격하는 세포가 아니다

갑상선암에 이어 유방암 진단을 받은 50대 여성이 찾아왔다. 최근 자궁적출로 인한 갱년기 장애 증상 때문이었다. 가장 큰 문제는 절망에 빠진 심리상태와 흡연, 커피였다. 갑상선암 절제 후 5년 완치 판정을 받은 것으로 인해 담배를 암의 원인으로 생각하지 못했다. 자궁에 혹이 생기자 암으로 이어질 공포감 때문에 완경이 오지 않았음에도 제거를 했다. 몸의 자연치유력에 대해 믿음을 갖고 긍정적인 사고를 하도록 했다. 금연과 커피를 끊고 철저하게 채소·과일식을 한 후에 유방 절제를 결심하기를 권했다. 6주 후 검사에서 종양 크기가 줄고 전이가 멈춘 것이 확인되었다. 해당여성은 항암이나 방사선 치료 없이 추적관찰을 하며 활기찬 생활을 하고 있다.

인간의 몸은 혈액이 순환되어야 살 수 있다. 혈액이 흐르는 통로는 총 3가지다. 동맥, 정맥, 모세혈관이다. 혈관과 같이 온몸을 흐르는 액이 림프액이며 림프관을 따라 흐른다. 림프액에는 면역세포인 림프구들이 들어 있다. 림프관들이 모이는 곳이 림프 주머니(림프절)이다. 혈관을 깨끗이 청소해주고 독소들을 가두는 역할을 한다. 나쁜 균을 먹어치우는 뜻의 대식세포가 열심히 싸운다. 림프 주머니는 돌연변이가 된 암세포들이 커지거나 돌아다니지 못하도록 가두는 역할이다. 암 절제술은 이러한 림프 주머니와 림프관, 림프액들을 제거하는 것과 같다. 우리 몸은 면역력이 떨어지게 되고 남아 있는 암세포는 전이가 된다. 근본 치유는 해독이다.

암은 사고처럼 하루아침에 갑자기 찾아오는 것이 아니다. 짧게는 5년 최소 10년이라는 시간을 거쳐 조금씩 만들어진 결과물이다. 정상 세포가 계속 쌓이는 독소들의 영향으로 미쳐버린 세포로 바뀐 것이 암이다. 몸은 계속 신호를 주었다. 두통, 소화불량, 만성피로, 식욕부진, 불면 등이 대표적인 증상이다. 이럴 때마다 우리는 몸을 해독하기보다는 진통제와 각종 건강기능식품들로 몸에 독소를 더욱 쌓았다. 암의 크기는 일정 크기가 되어야 현대의학 장비로 확인된다. 암이 예방될 수 없는 이유다. 암 전문 병원이 늘어나는 만큼 진단받는 환자도 함께 늘어나는 이유다. 치료에만 집중해서는 절대 암에서 자유로울 수 없다.

암세포가 우리 몸을 공격하기 위해서 만들어진 물질이 아니라는 것을 이해해야 한다. 오랫동안 우리 스스로 몸에 쌓이게 한 독소들로 인해 돌연변이 세포가 된 것뿐이다. 자연사하는 사람들의 몸에서도 암세포는 발견된다. 면역체계가 조절 가능한 범위 내에서 암세포는 안전하다. 백혈구, NK세포(자연 살해 세포), T임파구와 같은 면역세포들이 그 역할을 한다. 인위적으로 없애기 위한 절제와 강력한 독성물질들을 몸에 투입할 필요가 없다는 뜻이다. 암에 접근 방법과 인식을 달리하는 것은 세계적인 암센터들의 변화로 알 수 있다. 표준치료(수술, 항암, 방사선)와 함께 환자의 삶의 방식을 바꾸는 통합치료다.

암 치료는 통합치료로 면역력을 올려야 한다

독일은 암에 대한 면역치료가 1990년대부터 이미 시작되었다. 암 치료 선진국인 미국 역시 통합암치료인 면역치료를 주도적으로 하고 있다. 미국 암 환자의 경우 10명 중 4명은 동·서양의 양·한방 통합 치료를 받고 있다. 미국은 1971년 암과의 전쟁 선포 후 20조 달러가 넘는 천문학적인 금액을 투입했지만 정복하지 못했다. 이후 표준치료 3가지(수술, 항암, 방사선)의 한계를 인정하고 면역력을 올려 자연치유 되는 것에 주목하기 시작한 것이다. 미국의 3대 암센터인 MD엔더슨, 메모리얼 슬론 캐더링, 존스홉킨스 의대 모두 통합의료센터를 운영하고 있다.

2017년 미국 시카고에서 개최한 국제통합암학회에서 '통합암치료는 다양한 패턴의 심신치유, 천연물, 생활습관 교정 등을 통해 통상적인 암 치료와 함께하는 환자 중심적이고 근거에 기반한 암 관리분야'라고 정의했다. 3대 표준 치료인 수술, 항암, 방사선 치료만으로는 암 치유가 어렵고 환자의 삶의 질이 너무나 떨어지는 것을 보완하기 위한 방법이다. 침, 한약, 식이요법, 요가, 명상, 운동, 마사지 등을 통해 면역력을 올려주는 것이다. 음식을 통한 육체의 회복과 정신적인 면의 안정이 함께할 때 면역력이 올라가 완전 치유가 되는 것이다.

미국 내 병원 암 부분 1위를 번갈아 가며 차지하고 있는 MD엔더슨 암센터와 메이오클리닉의 홈페이지를 방문하면 통합의학센터 항목을 찾을 수 있다. 침, 뜸, 부항, 허브(한약), 식이요법, 아로마테라피,

생물테라피, 뮤직테라피, 운동, 마사지 등 환자 개인별 맞춤 치료를 하고 있다. 민간요법은 더 이상 대체의학이 아닌 통합의학이라는 명칭으로 사용되고 있다. 미국 국립암센터(NCI)에서도 보완대체요법을 적극 적용하도록 권고한다. 한의학이 체계적으로 발달한 우리나라는 정작 국립암센터에 통합의학치료를 여전히 하지 않고 있는 현실이다. 암 환자들이 이제는 직접 나에게 맞는 환자 중심의 치료를 찾아야 하는 이유다.

통합치료 과정 중에 식단을 살펴보면 철저하게 채소·과일식을 기본으로 하고 있음을 알 수 있다. 채소·과일식의 항산화 물질과 피토케미컬이 암을 예방하고 치유하는 것이 확인되었기 때문이다. 단백질은 식물성(현미, 콩 등)으로, 탄수화물은 통곡물(현미, 통밀 등)에서, 지방은 올리브, 아보카도, 견과류 등을 통해 섭취를 권장한다. 동물성 식품을 제한하고 식물성 식품은 유기농과 신선한 살아 있는 음식을 원칙으로 한다. 우리나라 국가암정보센터의 홈페이지에서 암 환자 식단 관리 안내와는 비교가 된다. 고기를 통한 단백질 섭취를 권장하고 있다. 화학첨가제가 들어간 유제품류 우유, 요플레, 요구르트, 치즈는 매일 꼭 먹으라고 나와 있다.

암을 예방하기 위해서는 자연의 법칙을 따르면 된다

최고의 치유는 예방이다. 질병의 최종 결과물이 암이다. 암까지 가는 과정을 막으면 된다. 림프 시스템의 에너지원인 살아 있는 음식을 먹어야 한다. 가열하고 가공하는 순간 살아 있는 효소는 파괴된다. 죽은 음식을 계속 먹으면서 림프 시스템이 회복되길 바라서는 안 된다. 건강기능식품 역시 모두 죽은 음식이다. 암은 죽은 음식을 먹고 계속 자라난다는 것을 명심하자. 위궤양이나 간 경화처럼 세포가 상처 나고 딱딱해지는 신호를 줄 때 약물이 아닌 식이요법으로 치료해야 한다. 과부하로 인해 기능을 멈춰버린 림프 시스템에 독소를 청소해주면 된다. 자연의 법칙에 따르는 것이 예방과 치유를 동시에 할 수 있는 유일한 방법이다.

앞서 언급한 세계 최고의 암센터 중 하나인 메모리얼 슬론 캐더링 암센터는 1986년 식단과 암치료의 관련성이 없다고 발표했다. 음식으로 암을 치료할 수 있다고 하면 사기꾼에 불과하다고 언급했다. 이러한 인식은 빠르게 통합의학적 접근으로 전환되었다. 통합암치료로 천연물natural product, 생활방식의 변화, 다양한 유형의 심신치유를 하고 있다. 50년 넘도록 사용해온 표준치료(수술, 항암, 방사선)만으로는 한계가 있음을 인정하고 환자 중심의 치료 시스템을 만든 것이다. 암을 예방하거나 치료하기 위해서는 기본적으로 가공식품과 화학식품에서 벗어나 자연물인 채소·과일식부터 해야 한다는 뜻이다.

술, 담배, 커피 등 모든 가공식품은 일절 하지 않아야 한다. 건강기능식품 역시 마찬가지다. 자연에서 온 음식으로 면역력을 높이면 암세포는 통제가 가능하다는 점을 이해해야 한다. 암세포는 인공으로 만들어진 화학첨가제를 먹이로 삼는다. 몸에 쌓인 독소를 청소해주고 더 이상의 독소가 쌓이지 않게 하는 것은 채소·과일식을 하는 것이다. 체온을 올려주고 유지하는 것도 항상 신경 써야 한다. 통합치료에서 면역력을 올려주는 한 방법으로 체온조절에 심혈을 기울인다. 체온이 1도 떨어지면 면역력은 30%나 감소한다. 체온을 올리고 유지하기 위해 고주파 온열치료, 원적외선 암치료 등을 한다. 시간이 걸리더라도 자연치유가 되는 것이 인간의 몸이다.

조기 검진만으로는 더 이상 암을 예방하거나 완치할 수 없음이 밝혀졌다. 암세포를 발견했다고 해서 바로 절제를 하지 않는 이유도 여기에 있다. 어떤 종양이 암세포로 발전해 악성 종양이 될지는 아무도 모르기 때문이다. 림프 주머니가 암세포를 가둬두고 있는 상태에서 우리가 가장 먼저 해야 할 것은 자연치유력을 높이는 것이다. 탁해진 혈액을 깨끗이 하고 노폐물을 배출하여 림프 시스템이 회복되게 해야 한다. 약물이나 방사선은 절대 해줄 수 없는 일이다. 오직 살아 있는 음식인 채소·과일식만이 인간의 몸을 원래대로 돌려놓을 수 있다. 사망 선고를 받은 말기암 환자가 자연에 돌아가 생활한 이후 암이 사라진 이유다.

3명 중 1명 꼴로 암에 걸린다는 공포 마케팅을 하는 암보험 광고를 본 적이 있을 것이다. 보험은 절대 암의 예방책도 대비책도 될 수 없다. 사망보험금은 오직 남아 있는 가족들을 위한 것일 뿐이다. 가족을 위해서는 건강하게 함께 오래 지내는 것이 가장 좋은 것임은 모두 알고 있다. 하지만 도움이 될 방법을 병원에서는 알려주지 않는다. 병원과 제약회사에서는 절대 큰돈을 벌 수 없기 때문이다. 림프 시스템이 암세포를 자연 치유하도록 힘을 주면 된다. 림프 시스템에 가득 쌓여있는 독소들을 청소만 해주어도 암세포는 더 이상 공포의 대상이 아니다. 독소를 청소하는 데는 체온 유지와 채소·과일식이면 충분하다.

임산부가 알아야 할 모든 것

임신을 준비할 때는 건강한 몸부터 만들어야 하고
10가지 규칙을 지켜야 한다.

임신과 출산은 생명의 탄생이라는 고귀하고 가장 아름다운 행위이다. 단순 종족 번식 개념이 아닌 삶의 행복을 주는 큰 요인이다. 이처럼 축복받고 행복해야 할 임신과 출산이 때로는 많은 스트레스를 불러온다. 이유 모를 난임 부부가 점차 늘어나 시험관 시술을 통해 임신하는 경우가 대표적이다. 어렵게 한 임신 후에도 유산이 많다. 출산에 대한 두려움과 공포로 제왕절개 출산율이 점점 높아지고 있다. 출산 후 산모와 태아가 아픈 경우에는 더욱 힘든 상황이 온다. 근본 해결책은 임신 전부터 건강한 몸을 만드는 것부터 출발한다. 산모와 태아의 상태는 산모가 가장 잘 안다. 충분한 공부를 통해 책임 있는 결정을 스스로 하자.

수년째 시험관 시술 실패로 30대 여성이 어머니의 손에 끌려 왔다. 몸과 마음이 지친 상태로 자포자기를 해 상담에 어려움이 컸다. 한약을 장기간 복용한 경험도 있었다. 마음이라도 편하게 갖자며 상담을 하던 중 원인을 찾았다. 커피와 빵이었다. 하루에 3잔 이상의 커피와 그때마다 빵을 함께 먹는 습관을 오랫동안 유지했다. 병원에서도 몸이 산성화되어 착상이 어렵다는 설명을 들었다. 커피가 몸을 산성화시키는 원인임을 깨닫고 커피를 완전히 끊었다. 밀가루 빵 대신 통밀빵으로 대체했다. 채소·과일식으로 몸을 바꾸고 4개월 후 임신 소식을 전했다. 임신 기간에도 철저한 식단관리를 하며 건강한 출산 소식까지 알려왔다.

임신 전 부부가 해야 할 일은 산전 검사를 통해 항체가 없는 백신을 맞는 일이 아니다. 임신 계획을 세우는 1년 전부터 몸을 만들어야 한다. 아빠는 건강한 정자를 생성하기 위해 반드시 금연해야 한다. 엄마 역시 금연은 필수다. 건강을 해치는 1순위인 흡연은 태아에게까지 영향을 미쳐 기형아 출산 및 출생 후 비염, 아토피, 천식 등 만성질환의 원인이 된다. 임신 6개월 전부터는 술과 커피도 마시면 안 된다. 발암물질인 술 역시 태아에게 나쁜 영향을 미친다. 커피는 몸을 산성화시켜 착상을 방해한다. 3개월 전부터는 튀긴 음식, 밀가루, 아이스크림처럼 색소가 들어간 음식들을 포함해 가공식품 섭취를 최소화한다. 채소·과일식을 습관화한다.

임신 전 엄마 아빠의 해독이 중요한 이유는 아토피, 비염과도 관련이 있다. 아토피와 비염 모두 몸에 쌓인 독소를 피부나 기관지를 통해 내보내는 증상이다. 선천성 아토피인 경우 엄마 배에 있을 때 탯줄을 통해 독소들을 받은 결과다. 밀가루, 설탕, 라면, 치킨, 피자, 튀긴 음식에서 나온 트랜스 지방 등이 태아에게는 강력한 독소 물질이 된다. 특히 커피는 곰팡이 독소로 인해 반드시 먹어서는 안 된다. 채소·과일식은 질병 예방과 치유를 위한 자연의 섭리다. 임신과 출산에는 반드시 지켜져야 할 법칙이다.

임신이 된 후에도 아빠는 반드시 금연을 해야 한다. 간접흡연으로 태아에 미치는 영향이 크기 때문이다. 엄마는 철저한 자연식 식단을 해야 한다. 가공식품에 들어 있는 화학첨가제는 약물의 위험성과 똑같이 인식을 하자. 특히 속이 더부룩하거나 입덧을 하는 경우 콜라나 사이다와 같은 탄산음료를 절대 마셔서는 안 된다. 앞서 3장에서 다뤘듯이 임산부는 하루 한 잔의 커피도 마시면 안 된다. 카페인은 태반을 통과한다. 태아의 심장박동을 빨리 뛰게 한다. 혈류량도 감소시킨다. 수유까지 이어지는 과정이 결코 짧은 시간은 아니다. 이 기간을 잘 참으면 아이가 건강하게 자라 병원을 쫓아다닐 수고와 아기의 고통을 줄인다는 생각으로 잘 이겨내자.

만성질환 환자들과 상담을 하다 보면 반드시 완치에 대한 질문이 나온다. 나 역시 항상 이처럼 대답한다. "임산부가 됐다 생각하고 1년 동안 식생활 습관을 똑같이 해보세요. 그러고 나서 몸 상태를 보면 알게 될 것입니다." 물론 원하는 건 만병통치약일 수도 있다. 그런 약은 존재하지 않는다. 모든 질병의 치료 시작은 식습관 개선에서 시작된다. 가공되지 않은 신선한 과일과 채소를 섭취해야 하는 가장 큰 사례는 임산부와 신생아에서 찾을 수 있다. 자연에서 벗어난 음식이 주는 결과는 끔찍하다. 임산부나 신생아에게 필요한 것은 철분제나 비타민 D 영양제가 아니다. 매일 30분씩 햇빛을 쬐는 산책과 채소·과일식을 통해 얻는 진짜 영양소다.

출산을 위해 알아야 할 것들

건강한 출산을 위해서는 체중조절은 필수다. 임신 전보다 살이 10kg 이상 증가하는 것은 몸에 안 좋은 음식섭취를 하고 있다는 것이다. 태아의 몸무게와 양수, 태반, 자궁, 유방 등을 고려하면 6~8kg 정도만 체중이 늘어야 한다. 절대 신(자연)은 임신 기간 중 산모와 태아를 위험에 처하게 설계하지 않았다. 과도하게 살이 찌는 절대적인 이유는 밤에 가공식품을 먹으면서 생긴다. 산모는 비만이 되고 아기는 계속 커져 병원에서는 제왕절개를 유도한다. 제왕절개는 반드시 위급한 상황에만 하는 것이다. 무통을 위해 하는 선택사항이 아님을 명심해야 한다. 산모와 태아 모두에게 자연 출산 때 얻을 많은 것을 잃게 만드는 행위다.

여성의 몸은 남성보다 훨씬 더 위대하다. 임신과 출산을 할 수 있는 가장 복잡하고 정교한 시스템을 갖고 있기 때문이다. 원래 출산은 누워서 하지 않았다는 사실을 알고 있는가? 포유류 중에 가만히 누워서 출산하는 경우는 드물다. 누워서 하는 것은 철저히 의료진 중심의 자세로 산모와 태아에게는 결코 좋은 자세가 아니다. 산모에게 가장 편한 자세가 고통 없이 출산하는 좋은 자세다. 수중분만이 자연주의 출산으로 알려진 이유기도 하다. 캐나다의 경우 가정 출산은 자연스러운 일이다. 출산을 돕는 조산사 역할의 전문인력을 국가가 양성하고 무료로 지원해준다. 출산율을 높이기 위해서는 편안한 출산환경부터 만들어줘야 한다.

출산하는 병원도 중요하다. 산모와 아기 중심의 출산을 해주는 병원을 찾자. 분만(delivery)이 아닌 탄생(birth)을 해주는 의료진을 찾으면 가장 좋다. 아기가 세상에 첫발을 내딛는 순간을 엄마 품에서 함께 보낼 수 있는 곳에서 출산해야 한다. 대표적으로 호움 조산원 같은 곳이 있다. 시간에 쫓겨 제왕절개를 유도하는 곳은 피하자. 임산부 3대 굴욕인 내진, 제모, 관장과 회음부 절개를 하지 않고도 출산할 수 있다. 정상적인 출산 후에도 혹시 모를 수술을 대비해 태반이 나올 때까지 물 한 모금 못 먹게 하는 병원에서 벗어나자. 기형아 검사를 포함해 불필요한 각종 검사로 산모를 불안하게 하는 상업주의 대신 아기와 스스로를 믿고 마음 편히 태교를 하자. 특히 비타민D가 부족하니 주사를 맞으라고 하는 곳은 피해야 한다.

당당하게 요구해야 한다. 과도한 의료개입을 하지 말고 엄마와 아기가 나올 준비가 될 때를 기다려달라고 하라. 아기가 나오면 탯줄을 반드시 바로 자르지 말고 충분한 자가 호흡이 되는 것을 확인하고 자르길 미리 요청해야 한다. 태반을 빼내기 위해 인위적으로 배를 누르는 행위를 하지 않게 요구하자. 그 시간 동안 아기를 품에 안고 수유하는 것은 산모와 아기의 당연한 권리다. 의료진의 일정에 맞추어 제왕절개를 해서는 안 된다. 자연주의 출산을 하기 위해서는 임신 전부터 많은 공부를 해야 한다. 건강한 몸과 정신이 준비되어야 가능하다. 불안과 공포에 휩싸이는 순간 정신 차리고 보면 아기는 신생아실에서 엄마를 찾아 애타게 울고 있다.

건강기능식품의 부작용은 일반인에게도 있지만 산모와 태아에게는 더욱 치명적이다. 엽산을 제외한 어떠한 기능식품도 먹어서는 안 된다. 특히 비타민제는 태아에게 약물로 작용한다는 연구결과가 밝혀졌다. 칼슘이나 철분은 채소·과일식으로 충분히 섭취가 가능하다. 우유 역시 먹지 않는다. 특히 멸균처리가 된 팩에 든 우유는 트랜스 지방이 들어 있다. 정제당과 화학첨가제가 없는 요거트 섭취는 가능하다. 화학첨가제는 태반이 걸러내지 못한다. 태아에게 술, 담배, 커피, 약물과 같이 나쁜 물질이라는 뜻이다. 영양분이 없는 가공식품들 위주의 식단 때문에 태아가 배고프다는 신호를 계속 보내는 것이다. 건강한 출산을 위해서 채소·과일식을 하자.

임산부가 지켜야 할 규칙

1. 금연, 금주는 꼭 해야 한다. 커피, 탄산, 가공 음료는 먹으면 안 된다.

2. 라면, 햄버거, 치킨, 감자튀김, 도넛, 초콜릿, 젤리, 과자는 먹지 않는다.

3. 빵은 통밀빵으로 대체한다. 흰 쌀밥도 현미식으로 먹으면 좋다. 유기농 현미 과자를 먹자.

4. 당과 첨가제가 들어간 우유와 두유는 먹지 않는다. 첨가제가 안 들어간 요거트만 먹는다.

5. 과일은 반드시 공복, 식전에 먹는다. 식후에 디저트로 먹지 않는다.

6. 고기는 지방이 적은 부위로 구울 때 태워 먹지 않도록 주의한다. 삶아 먹는 게 좋다.

7. 반찬으로 해조류, 버섯류를 항상 챙겨 먹는다. 양배추와 고구마로 변비를 예방하자.

8. 생선은 중금속이 함유된 참치 대신 연어나 고등어를 먹는다.

9. 하루에 30분 이상은 꼭 햇빛을 쬐며 산책을 하자.

10. 채소·과일식을 항상 생활화한다. 배가 고플 때는 항상 과일을 우선적으로 먹는다.

다이어트를 하려면 제대로 하자

간헐적 단식과 금식이 필요할 때는
다양한 점을 알고 실천해야 한다

　몸의 배출 섭취 동화주기만 잘 지켜도 자연스럽게 간헐적 단식이 됨을 기억하자. 한밤중에 치킨과 맥주, 피자와 콜라 등 가공식품 섭취를 제한해야 하는 이유다. 별도의 다이어트를 하지 않아도 충분히 지방이 연료로 사용되면서 체중이 감량된다. 단식을 일주일 이상 할 때는 물을 충분히 섭취하면 된다. 비만의 경우는 별도의 소금을 먹을 필요가 없다. 이미 몸에 차고 넘치기 때문이다. 3주 이상 단식을 할 때는 반드시 소금 섭취가 필요함을 참고하자. 다이어트 목적인 경우는 2주 이상 단식은 불필요하다. 단식 이후 일주일 동안은 과일과 과일 주스만 섭취한다. 깨끗해진 몸에 소화 에너지가 필요 없는 가장 깨끗한 에너지원을 채운다.

간헐적 단식과 금식의 효능

다이어트 상담을 온 40대 여성이다. 극심한 생리통과 자궁근종, 부정출혈 증상으로 산부인과를 다니고 있었다. 자녀 2명을 제왕절개로 출산했다. 병원에서는 출산 계획이 없으니 자궁적출을 권유한 상태였다. 여성에게 있어 자궁의 기능이 얼마나 중요한지 충분히 설명을 했다. 3개월 식단 관리를 해 보고 적출 결정을 하기로 했다. 일주일간은 과일과 과일 주스만 마셨다. 2주차부터는 단식을 시작해 2주간을 하고 1주일은 다시 과일 주스만 마셨다. 한 달 만에 부정출혈이 멈췄으며 생리통도 현저히 줄었다. 3개월 후 자궁의 혹 크기도 줄어 자궁적출은 하지 않기로 했다. 갱년기 장애 없이 완경 소식을 알려왔다.

여성에게 있어 자궁은 체온조절을 도와주는 특별한 보일러다. 독소와 노폐물을 배출해주는 중요한 기관이다. 난소는 갑상선과 함께 지방분해를 촉진하는 호르몬이 나온다. 남성보다 여성이 평균 수명이 높은 것은 자궁의 다양한 기능 덕분이다. 단순히 아기를 출산하기 위한 집이 아니다. 여러 가지 기능을 하며 완경 뒤에도 그 역할을 한다. 여전히 많은 병원들이 너무나도 자궁적출을 쉽게 권한다. 부정출혈과 통증이 극심하다는 이유로 말이다. 몸에 쌓인 독소들 배출에 최선을 다하고 있다는 신호를 통째로 날려버리는 행위다. 자궁이야말로 독소와 노폐물을 배출하고 채소·과일식을 하면 반드시 회복하는 생명력이 있는 기관이다.

자궁이 포화상태가 될 만큼 몸에 꽉 찬 독소와 노폐물을 배출하기 위해서는 단식이 필요하다. 먼저 몸의 주기를 살펴보자. 배출(새벽4시~낮12시), 섭취(낮12시~저녁8시), 동화(저녁8시~새벽4시) 주기에서 저녁 8시부터 낮 12시까지 아무것도 먹지 않게 되면 최대 16시간의 간헐적 단식이 자연스럽게 일어나게 된다. 아침에 과일과 과일 주스를 먹는 시간을 아침 10시로 할 때는 14시간의 간헐적 단식을 기본으로 매일 할 수 있다. 호모사피엔스는 음식 섭취가 들어오지 않을 때를 대비하게 진화되었다. 짧으면 한 달 길게는 3달까지도 음식 없이 저장된 연료로 버틸 수 있다.

하루 이상 포도당 섭취가 없으면 간에 저장된 포도당인 글리코겐을 꺼내어 사용한다. 간헐적 단식에 이어 3일 정도의 금식을 하게 되면 저장된 글리코겐이 바닥난다. 이때부터 본격적으로 지방과 단백질을 분해해 케톤체라는 포도당 대체 물질을 만든다. 뇌가 멈추는 것을 막기 위한 원리다. 이토록 뛰어난 인체가 뇌 손상을 줄 만큼의 고열은 절대 일어나지 않음을 참고하자. 단식을 일주일째 했을 때 지방을 연료로 사용하는 스위치가 완전히 켜진다. 비만으로 인해 항상 포도당을 요구했던 몸이 지방을 에너지원으로 쓰는 몸이 된다. 이 과정에서 독소와 노폐물 배출이 활발히 이루어지면서 림프 시스템이 완전히 회복한다.

동화 배출 주기 동안의 간헐적 단식이 아닌 현실적인 단식을 하는 방법이다. 처음 시작은 일주일에 이틀은 채소·과일식만 한다. 직장이나 사회생활을 감안할 때 주말을 활용하는 것이 좋다. 첫 주에 이틀이 적응되고 나면 다음 주는 3일을 목표로 해본다. 3일이 어려우면 다시 이틀을 하고 그 다음 주에 다시 3일을 도전한다. 이마저도 힘들다면 다시 일주일에 하루로 시작하고 순차적으로 이틀, 3일을 시행한다. 한 번에 서두르지 않아도 된다. 남은 5일은 오전에는 항상 과일만 먹는 것만으로도 몸은 달라져 있기 때문이다. 이 과정이 적응되면 최종 일주일에 이틀은 물만 먹는 게 추천하는 단식법이다.

갑상선, 자궁, 맹장을 제거하기 전 알아야 할 것들

다이어트 상담을 하다 보면 아무리 채소·과일식을 해도 정체기 이후 체중감량이 잘 안 되는 경우가 있다. 갑상선과 자궁, 맹장을 제거한 경우다. 특히 이 3가지를 모두 제거한 경우는 최소 6개월 정도가 걸려야 몸이 회복된다. 갑상선과 편도선은 림프 시스템의 중요한 기관이다. 여전히 편도선을 제거하는 수술이 자행되고 있다. 예전보다는 많이 줄었다. 갑상선의 경우 조기검진이 늘면서 암 진단을 많이 받게 되었다. 현재는 바로 제거보다는 추적관찰을 하는 경우가 많다. 제거하는 경우엔 남은 평생을 매일 호르몬약을 먹게 된다.

자궁의 기능은 앞서 언급했듯이 독소와 노폐물을 배출하는 중요한 역할이다. 이 기능이 사라지면 몸에 독소가 쌓이게 되고 지방으로 저장되어 살이 찐다. 난소와 갑싱신은 지방을 분해하는 기능이 있다. 난소나 갑상선 중 하나가 제거되면 남은 기관은 업무가 늘어나 문제가 발생하기 시작한다. 남은 하나도 제거가 되고 살은 더 찐다. 갑상선과 자궁, 맹장까지 적출해도 우리의 위대한 몸은 절대 포기하지 않는다. 남아 있는 다른 장기들과 모든 세포들이 그 역할을 대신하기 위해 움직인다. 우리가 해주어야 할 일은 단식을 통해 독소를 배출하고 살아 있는 음식인 채소·과일식을 하는 것이다.

1980년대까지만 해도 원인 모를 복통에는 일단 배를 갈라 맹장부터 떼어냈다. 아무 이상이 없는데도 말이다. 의학적으로 아직까지 맹장의 기능과 필요성에 대해서는 정의가 내려지지 않았다. 이제 우리는 안다. 7백만 년이라는 긴 시간동안 호모사피엔스의 몸에는 필요한 것들이 최적화되어 남아 있음을 말이다. 맹장의 기능은 위치를 통해 알 수 있다. 음식은 위를 지나 소장으로 내려온다. 소장에서 필요한 것들은 흡수되고 배출되어야 할 독소와 노폐물들이 대장으로 이동한다. 소장에서 대장으로 시작되는 연결 부위에 맹장이 있다. 맹장은 대장으로 너무 많은 독소들이 가는 것을 막고 걸러주는 장치인 셈이다.

맹장을 통해 한번 걸러진 독소들이 뭉친 것이 대변이다. 대변이 대장에 오래 머무르는 것이 변비다. 변비는 대장암으로까지 이어질 수 있는 심각한 질환이다. 맹장이 심각한 독소들을 약화시켜주는 필터 역할을 하기에 변비가 주는 부작용이 최소화되는 것이다. 맹장을 떼어낸 경우 크론병(만성 염증성 장 질환)과 과민성 대장 증후군 같은 장 질환이 생기는 이유다. 맹장염으로 진단받은 경우에도 수술이 유일한 해결책이 아님을 알 수 있다. 해독을 통해 맹장의 기능을 회복시켜준다면 우리는 예전처럼 맹장을 훌륭히 잘 사용할 수 있다. 간헐적 단식과 금식이 반드시 필요한 경우다.

몸에 염증이 생겼다는 이유로 항생제를 비롯한 약물로 치료를 하는 것이 옳은 것인지 생각해봐야 한다. 항생제의 부작용은 널리 알려져 꼭 필요한 경우에만 사용하도록 국가에서 관리하고 있다. 그런데도 감기 증상에 여전히 항생제 처방을 한다. 심지어 아기들에게도 말이다. 염증은 림프 시스템으로 반드시 치유할 수 있는 대상이다. 이때 발생하는 열을 진통해열제로 꺼버리지만 않으면 말이다. 암세포가 35℃에서 가장 증식이 잘된다는 것을 기억하자. 습관적으로 통증과 염증에 진통소염제와 항생제를 먹는 것은 림프 시스템을 무력화시키는 행위임을 명심하자. 부작용을 가져오는 치료는 더 이상 치료가 아니다.

24시간 이상 단식을 했을 때 인슐린과 렙틴 저항성을 회복하는 원리다. 지방 대사를 하는 몸을 막는 것이 인슐린과 렙틴 저항성이다. 비만인 경우는 48시간 연속 단식을 했을 때 호르몬이 정상적으로 작동하는 스위치가 켜진다. 단식하는 동안 단백질이 분해되어 근육량이 줄 것을 걱정하지 않아도 된다. 몸에는 아미노산을 항상 비축하고 있다. 단식 후 채소·과일식으로 건강한 단백질을 섭취하면 근육은 빠지지 않는다. 단식이나 금식은 모든 암환자들에게 적용되지 않으니 주의해야 한다. 특히 체중이 지속적으로 감소할 때는 안 된다. 평소 추위를 많이 타는 경우도 마찬가지다. 지방이 없어져 추위를 더 타게 되고 체온 유지의 어려움으로 이어진다.

PART 5

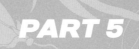

다이어트를 위한
채소·과일식

다이어트를 위해 반드시 먹어야 하는 것

다이어트는 무엇을 어떻게
먹느냐에 달려 있다

인생의 행복 중 맛있는 것을 먹는 것은 큰 부분을 차지한다. 사랑하는 이들과 함께하는 맛있는 식사는 큰 즐거움이다. 살이 찌는 원리를 확실히 이해할 때 가공식품을 매일 먹는 것에서 벗어날 수 있다. 이미 치맥의 맛을 아는데 평생 안 먹고 살 수는 없다. 친구들과 오늘 치킨과 맥주를 먹었다면 내일은 채소·과일식으로 몸을 해독해주기만 해도 몸은 회복될 수 있다. 채소·과일식 70, 가공식품 30의 비율인 7:3의 법칙만 잘 유지해도 비만과 질병에서 자유로울 수 있다. 의식을 하면서 끊임없이 채소·과일식을 기본 방향으로 삼고자 노력해야 한다.

인간의 몸은 무엇을 먹느냐가 결정한다

유전학을 통해 호모사피엔스와 침팬지의 유전자가 99.6% 같다고 말할 수 있게 됐다. 후성유전학에 관한 연구가 활발하다. 같은 유전자를 갖고 태어난 일란성 쌍둥이의 질병 유무를 관찰하는 것이다. 당뇨를 발생시키는 유전자를 똑같이 갖고 있지만 50년 뒤 한 명에게만 당뇨병이 생겼다. 발병 유전자가 있더라도 식습관, 생활환경인 후천적인 사항들이 더 중요함이 확인된 것이다. 유전자가 문제가 아니라 관리의 문제인 것이다. 유명 여배우가 유방암 유전자를 갖고 있다는 이유로 유방을 미리 절제했다. 중요한 것은 식생활습관으로 몸 어디에서든 암은 생길 수 있다. 유방 절제는 암 예방에 아무런 도움이 안 된다.

스트레스를 받아 스트레스를 풀기 위해 먹는다는 경우가 많다. 살이 찐 이유는 먹어서가 아닌 스트레스 때문이라고 믿는다. 병원에서도 증상에 원인을 찾기 어려우면 스트레스 때문이라고 설명한다. 실제 독일의 신의학 연구의 주장은 모든 질병의 원인은 심리적인 것에서 비롯된다고 한다. 심리적 갈등으로 인한 호르몬 변화가 질병을 만든다는 것이다. 동양 전통의학에서 오래전부터 모든 병은 마음에서 비롯된다고 한 것과 유사하다. 이를 설명하기 위해 등장한 것이 코르티솔과 아드레날린이라는 호르몬이다. 구석기 시대에 살았던 인류는 과연 스트레스가 없었을까?

약육강식 자연의 세계에서 한없이 약자였던 인류의 가장 큰 스트레스는 육식동물들과 마주쳤을 때이다. 호흡 편에서 언급했듯 이런 비상상황에 쓰고자 폐에 공기를 비축해 사용한다. 혈당 역시 폭발적인 에너지를 내기 위해 저장된 연료를 사용한다. 살이 찌는 근본적인 원인은 이런 상황에 무엇을 먹는가이다. 직장생활에서 상사에게 시달리거나,

승진에서 누락 되거나, 시험에서 떨어졌을 때 초콜릿, 사탕, 과자, 각종 밀가루 음식을 먹는다. 가장 안 좋은 건 술과 기름진 안주다. 스트레스 받을 때 바나나를 먹거나 토마토를 먹는다면 몸은 아무런 문제가 생기지 않는다. 생존에 필요한 몸으로 더욱 거듭날 뿐이다.

불행히도 식품회사들 역시 인간의 호르몬에 대해 계속 연구한다. 맛을 내기위해 마약과도 같은 중독성을 갖는 화학첨가제들을 개발해 냈다. 몸에 안 좋은 것도 안다. 기업은 인류의 건강과 행복보다는 기업 조직의 이윤이 가장 큰 목표라는 것을 알아야한다. 그 상업주의와 자본주의 시스템에 우리의 돈을 들여가면서 건강을 잃고 있다. 스트레스를 받을 때는 천연 당이 들어 있는 채소·과일식을 먹자. 절대 같은 과당이 아니다. 설탕과 각종 화학첨가제가 스트레스 호르몬들과 만났을 때 돌연변이 세포들이 생겨난다는 것을 기억하자.

인간의 몸에 대해 이해하자

다이어트에 있어서 기본적으로 이해해야 할 우리 몸의 중요한 특징이 있다. 항상성이다. 말 그대로 항상 일정하게 유지를 하려는 습성이다. 대표적으로 체온을 생각할 수 있다. 몸무게 역시 자신에게 맞는 적정 체중을 찾아 나가려는 것이 몸의 능력이다. 농경시대를 맞아 잉여 식량이 생기고 겪어보지 못한 가공식품들에 의해 그 능력에 혼란이 온 것이 비만이다. 절대 실망하거나 포기하면 안 된다. 우리 몸은 그렇게 약하지 않다. 원인을 개선해주면 반드시 본연의 질병 없는 건강한 몸으로 돌아온다. 그것이 항상성이자 자연치유력이다.

체온은 모든 인간이 일정하나 체중은 각기 다르다. 주어진 환경과 먹는 습관에 따라 알맞은 체중을 찾아 나가게 몸이 구성되기 때문이다. 고유의 몸무게를 설정하는 지점을 세트포인트라 한다. 정제당과 화학첨가제 범벅인 가공식품들로 인해 세트포인트가 인위적으로 바뀌고 혼란이 야기되면서 비만이 생긴다. 몸은 그만 먹으라고 경고를 보낸다. 영양분 없는 가공식품들로 생긴 독소와 노폐물을 지방과 수분으로 저장한다. 살은 계속 찌지만 정제당에 중독된 뇌는 계속 오작동을 일으켜 많이 먹어도 얼마 지나지 않아 다시 야식을 먹게 한다.

인체는 엄청난 정교한 시스템으로 이루어져 있다. 100조 개가 넘는 세포가 유기적으로 동시에 움직이며 생존을 위해 묵묵히 할 일을 한다. 지방과 체지방을 관장하는 체중조절시스템이 화학식품에 망가지기 시작하면서 문제는 시작된다. 떡볶이는 배불리 먹지 않아도 포만감이 들고 몸이 나른하다. 밀가루와 설탕 덩어리이기 때문이다. 소화시키기 위해 위장은 엄청나게 많은 에너지 소모를 하게 되고 식후에 몸이 무겁고 나른해져 움직이기가 싫다. 근육이 빠지고 지방만 쌓이는 악순환이 된다. 망가진 체중조절 시스템을 회복하는 것은 가공되지 않은 자연이 준 선물인 7백만 년 동안 먹고 진화한 채소·과일식을 먹는 것이다.

한때는 진리라 여겼던 의학적 사실들이 계속 바뀌고 있다. 정말 열심히 공부하는 의료인은 매년 새 개정판을 사서 전공분야에 관한 새로운 이론과 사실을 끊임없이 습득하는 이유다. 50년이 넘어도 칼로리 개념에서 벗어나지 못하고 있는 영역이 비만이다. 병원에서 절대 성공하지 못하는 분야가 비만이다. 비만이 만병의 근원이 되고 있다. 다른 모든 질병도 예방하기 어렵다. 내 몸에 대해 가장 잘 알고 바꿔나갈 최고의 주치의는 나 자신이다. 현재의 내 몸은 매일 먹는 것이 쌓여 만들어짐을 기억하자.

비만이 되는 원리

비만으로 인해 수십 가지의 다이어트를 경험해본 사람은 병원에서 식욕억제제를 처방받아 복용한 경험이 있다. 체중감량과 상관없이 반드시 부작용과 요요현상을 겪는다. 당연한 이치다. 화학품으로 인한 시스템 고장인데 거기에 더욱 강력한 화학 폭탄을 던진 꼴이니 말이다. 식욕억제제는 의료용 마약류로 향정신성의약품이다. 많이 처방하면 국가에서 직접 의사에게 경고를 한다. 건강을 되찾는 다이어트 방법이 아닌 또 다른 질병을 불러올 뿐이다. 일상에서 먹는 밀가루, 라면, 치킨, 튀김, 케익 등의 가공식품 식생활은 바꾸지 않고 전혀 엉뚱한 방법으로 접근해서다. 비만의 원인은 무엇을 먹느냐임을 명심하자.

인체 시스템 관리자는 뇌다. 지시를 받고 행동으로 옮기는 것은 호르몬이다. 체중에 있어서 3가지 호르몬이 그 영향을 준다. 인슐린, 렙틴, 그렐린이다. 인슐린은 혈당을 조절한다. 혈당이 올라가면 인슐린이 분비된다. 인슐린이 분비되면서 식욕도 억제된다. 렙틴은 지방을 일정하게 유지하게 한다. 지방세포에서 분비되어 지방세포가 늘면 렙틴도 증가한다. 체지방이 늘어나면 렙틴 분비량이 늘어 식욕이 줄어드는 원리다. 그렐린은 배꼽시계를 작동시키는 호르몬으로 이해하면 된다. 배고프면 그렐린이 분비되어 식욕이 올라간다.

호르몬이 역할을 하고 그 결과를 뇌에 보고한다. 이 보고 체계가 가공식품에 의한 교란이 되고 혼란이 와 뇌는 엉뚱한 지시를 다시 내린다. 렙틴은 이미 지방이 충분하다고 보낸 신호를 화학첨가제가 중간에 아직도 부족하다고 정반대의 결과를 올리고 뇌는 계속 먹으라는 명령을 내린다. '렙틴 저항성'이라 한다. 항생제에 내성이 생겼다. 인슐린 저항성이 있다는 말처럼 더 이상 호르몬 분비가 정상적인 반응을 하지 않는다. 한번 살이 찌면 계속 찌는 이유다.

칼로리가 비만의 가장 큰 원인이라는 주장에 현혹되지 말아야 한다. 어떤 음식을 먹는지에 대한 관심을 돌리기 위한 수단이다. 과일이 혈당을 올려 당뇨를 불러일으킬 수 있다는 주장도 마찬가지다. 400만 년 넘게 인간의 진화에 맞게 함께 해온 과일이 몸에 해롭다면 인류는 결코 살아남지 못했다. 진리는 단순하다. 과일 채소를 주로 먹으면 식품회사, 제약회사, 의료산업계는 돈을 벌기 힘들다. 비만은 가공식품과 화학첨가제에서부터 시작됨을 항상 기억해야 한다.

핵심은 수분이 많은 살아 있는 채소·과일식을 우선으로 하는 것이다. 밥을 먹기 전 과일을 먹는 것에 어색하지 않아야 한다. 양배추를 먼저 먹는 것은 밥 양을 줄이는 삼가야 할 행동이 아니라 위장을 위한 것이다. 단백질, 탄수화물, 지방, 각종 비타민과 무기질 영양소 모두 식물성 식품에서 부족함 없이 얻을 수 있다. 맛을 위해 먹는 동물성 식품은 최소한으로 먹어야 한다. 배출주기인 낮 12시까지는 과일 또는 과일 주스만 먹는다. 기본 원칙들을 통한 다이어트로 비만과 질병을 예방하며 건강하게 지낼 수 있다. 다이어트는 단순히 살을 빼는 것이 아닌 건강을 회복하는 것이다.

중금속과 미세플라스틱의
심각한 위험성

중금속과 미세플라스틱 독소를 비워야
질병과 비만에서 벗어날 수 있다

만성 질환과 각종 통증을 호소하는데 건강검진에서는 이상이 없다고 말하는 경우가 많다. 간과 콩팥은 이미 해독을 제대로 못하고 있다. 침묵의 장기, 침묵의 살인자라는 용어가 나온 것은 역설적으로 현재 건강검진 수준으로는 몸의 이상 신호를 잡아내는 것이 부족함을 의미한다. 특히나 중금속과 미세플라스틱의 경우는 많은 증상을 초래한다. 혈액검사를 비롯해 검진으로 조기 발견이 어렵다. 중금속과 미세플라스틱은 우리가 생각하는 이상으로 심각하다. 주위 어느 곳에나 있어서 우리도 모르게 노출되는 대상이다. 몸이 주는 신호를 그냥 흘려서는 안 된다. 해독하는 가장 좋은 방법은 채소·과일식이다.

침묵의 살인자 중금속과 미세플라스틱

중금속과 미세플라스틱은 황사, 미세먼지, 초미세먼지 등을 통해 익숙해진 단어다. 먼지를 통한 호흡으로도 몸에 침투가 가능하다. 오염된 토양, 물, 각종 금속 조리 도구 등을 통해 인간의 몸에 축적된다. 중금속과 미세플라스틱은 7백만 년 진화과정 중 없던 물질들로 인체 시스템에 심각한 영향을 준다. 임산부의 경우 태아에게 영향을 주고 후손들에게 계속 유전이 되어 아주 심각하다. 눈에 보이지 않아 그 유해성과 심각성을 간과하게 된다. 중금속의 위험성은 신경독성을 가져와 치명적인 것으로 확인되었다. 대표적인 중금속으로는 수은, 알루미늄, 카드뮴, 비소, 니켈 등이 있다. 중금속은 각종 희귀병과 암을 유발한다.

미세플라스틱은 생활 전반 모든 곳에 사용된다. 배달 용기가 대표적이다. 주의해야 할 것에 종이컵도 있다. 미국 국립표준기술연구소(NIST) 연구팀은 종이컵에서 리터 당 조 단위의 초미세 플라스틱 조각이 녹아 나온다는 충격적인 사실을 발표했다. 100℃ 물을 담은 경우 리터 당 5조 1천억 개의 플라스틱이 발견됐다. 22℃ 물의 경우 2조 8천억 개가 검출됐다. 5mm 이하인 작은 플라스틱 조각이 미세플라스틱이다. 초미세 플라스틱은 100nm 이하인 미세플라스틱을 말한다. 1nm(나노미터)는 100만 분의 1mm 크기이다. 초미세플라스틱은 폐나 간, 콩팥이 완전히 배출하지 못하고 체내에 남는다.

중금속처럼 간과 혈액에 흡수되어 온몸을 돌아다니며 장기를 손상한다. 면역질환과 암을 유발한다. 종이컵은 종이로 만든 컵이 아니다. 종이컵과 컵라면 같은 용기 안쪽에는 폴리에틸렌이라는 플라스틱이 코팅되어 있다. 컵라면에 환경호르몬이 나오는 이유다. 티백 역시 마찬가지다. 티백 1개에서 수십억 개의 초미세플라스틱이 나온 연구 결과가 있다. 세계자연기금 연구 보고서에 따르면 1인당 일주일에 최대 5g을 섭취하는 것으로 추정했다. 이는 매주 신용카드 1장을 먹는 분량이다. 1년이면 약 50장을 먹는 셈이다. 플라스틱 용기는 바다로 유입되어 물고기가 먹고 이는 다시 인간이 먹는 구조다.

중금속의 대표적인 물질 백신

중금속에서 자유로울 수 없는 것이 백신이다. 호흡이나 음식을 통해 들어오는 것과 달리 주사를 통해 직접 혈액에 들어와 더욱 치명적이다. 백신에는 수은, 티메로살, 포름알데히드, 알루미늄, 아황산염, 글루탐산모노나트륨, 인산나트륨, 페녹시에탄올 등의 중금속과 독성물질이 들어간다. B형간염, BCG(결핵) 등을 비롯해 생후 18개월이 될 때까지 30여 차례나 되는 백신을 접종받는다. 어쩌다 세상에 첫발을 내딛는 아기에게 하는 첫인사가 날카로운 주사 바늘과 세균을 포함한 중금속이 되었을까? 미식품의약청(FDA)의 운영되는 예산 절반 가까이가 제약회사로부터 나온다는 사실을 기억하는가? 미질병통제센터(CDC)도 마찬가지다.

전 세계에 전염병이 생기면 백신 접종 결정과 허가 등 기준이 되는 곳이 미질병통제센터(CDC)다. 미국인뿐만 아니라 실제 전세계의 백신접종을 주관하는 미질병통제센터가 사실은 백신 회사와 같다. 20개가 넘는 백신 특허를 가지고 있으며 그 수입은 고스란히 백신을 구입하는 비용만큼 나온다. 세계보건기구(WHO)는 더욱 심각하게 제약 산업의 통제를 받는다. 이미 H1N1과 같은 신종플루 같은 유행성 전염병을 조작한 사실이 밝혀졌지만 변한 것은 없다. 부작용이 확인된 백신은 아프리카와 같은 개발도상국에 덤핑 처리하는 데 앞장서는 곳이 WHO다. 중금속이 들어간 독감 예방접종을 매년 전 국민이 접종하고 있는 이유다.

백신의 방부제로 쓰이는 티메로살의 약 50%가 신경독소인 수은이다. 중추신경계의 신경 손상을 일으킨다. 티메로살은 합성 화학물질로 기존에 사용하던 수산화 메틸수은보다 훨씬 독성이 강하다. 티메로살에 대한 많은 연구 결과가 수은, 알루미늄 및 일부 오염 물질이 어린이의 자폐증을 일으킨다는 것을 말하고 있다. 백신을 접종할 때는 티메로살이 들어가지 않은 제품으로 확인하고 맞아야 한다. 특히 임산부는 그 어떠한 백신도 맞지 않아야 한다. 인간의 몸은 호흡과 소화기관, 피부 등을 통해 자연면역이 되게끔 설계되어 있다. 직접적인 혈액을 통한 바이러스와 세균, 중금속의 침투는 효과에 상관없이 엄청난 부작용을 가져온다.

가장 치명적인 중금속 수은

　수은(Hg)은 다른 중금속들 보다 한번 몸에 축적되면 배출하기가 어렵다. 그만큼 몸에 치명적이다. B형 간염, DPT(디프테리아, 백일해, 파상풍 혼합백신), 소아마비와 같은 백신에 대표적으로 들어 있다. 수은이 혈류에 들어가면 뇌, 심장, 폐, 콩팥, 면역체계를 손상한다. 특히 유아들의 경우 혈액뇌장벽이 성인처럼 발달 되지 않아 잘못 통과된 수은이 다시 빠져나가지 못하고 뇌에 수은이 갇힌다. 자폐증은 보통 생후 18개월에서 2년 사이에 나타난다. 수은은 축적되는 속도가 느리고 시간이 한참 지난 후에야 화학물질의 손상 효과가 나타난다. 신생아들이 백신 접종 후 몇 달이 지난 뒤에 자폐증상이 나타나는 이유다.

　성인의 경우도 마찬가지다. 수은 중독이 무서운 점은 몸에 계속 축적되어 혈액을 타고 온몸을 순환한다는 점이다. 신경계통을 서서히 망가트려 알츠하이머, 치매와 같은 심각한 뇌질환을 가져온다. 일반적인 독소들처럼 수은도 해독을 위해 간으로 보내진다. 간은 치명적인 화학물질을 해독 대신 담즙으로 보내고 소화기관에 버린다. 위와 장을 통해 재흡수되어 끝없는 순환을 하는 이유다. 음식에 수은이나 포름알데히드를 넣는 것은 불법이다. 백신의 경우는 합법이다. 치명적인 중금속을 몸에 넣을 만큼 실제 질병 예방의 효과가 있는지 생각해 볼 문제다.

　2014년 9월 23일 우리나라 대법원은 역사적인 판결을 내린다. DTaP(디프테리아, 파상풍, 정제 백일해 혼합백신)와 소아마비 백신을 접종

한 한 아이에게 정부가 보상하라는 판결이다. 백신 접종 후 경련과 강직 등의 복합 부분발작 부작용에 관한 것을 인정한 처음이자 마지막 판결이다. 생후 7개월 아기가 훌쩍 자랄 만큼의 긴 시간인 16년이나 걸렸다. 고등법원에서 승소했지만 질병관리본부는 "백신에 대한 국민의 신뢰가 무너진다"는 이유로 항소했다. 1년이라는 시간을 더 보내고 나서야 대법원 승소 판결을 받았다. 백신에 대한 과학적 진실은 수많은 이익단체들로 인해 밝히기 가장 어려운 과제임이 분명하다.

일상생활에서 주의해야 할 사항

치과에서 치아 충전제로 오랫동안 쓰인 아말감을 들어봤을 것이다. 이 글을 읽는 독자 중에 자신의 치아에 아직 아말감이 있다면 당장 제거하고 다른 안전한 재료로 바꿔야 한다. 확실히 모른다면 하루라도 빨리 검진을 통해 확인 후 교체해야 한다. 이만큼 아말감에서 나오는 수은은 치명적이다. 특히 씹는 행위나 열이 가해졌을 때 수은 연기가 피어오르는 것은 충격적이다. 아말감을 여전히 사용하고 있는 치과도 있으므로 반드시 충치 치료를 할 때는 재료를 확인하자. 엑스레이 기기는 방사선 피폭량을 절반으로 줄인 기기를 사용하는 곳과 아말감을 사용하지 않는 치과를 추천한다.

일상생활에서 주의해야 할 중금속은 비소와 알루미늄이다. 대표적인 참치캔에서 나오는 비소는 기준치가 전혀 없다. 물을 끓여 먹는 포트 기기에 남은 물은 반드시 비워야 한다. 유럽의 경우 알루미늄으로 후라이팬을 제작하는 것이 금지되었다. 조리과정 중에 알루미늄이 나와 그대로 섭취하게 되기 때문이다. 토양과 산성비의 오염으로 인해 농축수산물에서도 중금속이 검출된다. 한약재도 중금속에서 자유롭지 못하다. 시장에서 사는 식용 한약재가 아닌 중금속 검사를 하는 의약품 전용 한약재를 써야 안전하다. 중금속에 오염이 되면 구토, 설사, 빈혈, 식욕부진, 만성피로, 불면 증상 등이 나타난다. 중독이 될 경우 유산, 기형아 출산, 난임, 치매, 중풍, 암 등을 유발한다.

플라스틱이 썩는 데 걸리는 시간은 500년이다. 실제 이를 본 사람은 당연히 없다. 일회용 플라스틱 제품 사용을 전면 금지하는 이유다. 카페의 일회용 컵, 식당의 종이컵, 플라스틱 빨대가 모두 해당된다. 마트나 편의점에서 일회용 비닐봉지 역시 플라스틱 소재로 사용을 금지한다. 미세플라스틱은 공기 중에도 떠다닌다. 실외에서 식사를 하는 경우 연간 100만 개를 먹는다는 연구 결과도 있다. 호흡기로 들어온 미세플라스틱은 미세먼지와 마찬가지로 대부분 기침이나 가래를 통해 배출된다. 침을 삼키는 과정에서 장으로 가면 대변을 통해 배출된다. 기침 가래가 나올 때 증상을 억제하는 약을 자주 먹으면 자정 작용과 정화능력이 떨어진다.

플라스틱은 모든 일회용 용기에 사용된다. 물, 음료수, 음식 용기, 컵 등 사용되지 않는 곳이 없다. 이러한 미세플라스틱이 건강한 성인의 혈액에서 검출된 연구가 나왔다. 네덜란드 자유대학 연구팀의 결과다. 일회 용기에 많이 사용되는 폴리스티렌(PS)과 포장용 랩에 쓰이는 폴리에틸렌PE이 발견됐다. 미세플라스틱이 음식물 섭취를 통해 배변으로 나오는 것은 기존에 확인이 됐다. 혈액에서 확인된 것은 처음이다. 미세플라스틱은 임신부의 태반에서도 발견이 됐다. 암은 절대 하루 이틀에 생기는 병이 아니다. 최소 10년이라는 시간이 필요하다. 몸 안에 쌓이는 자연의 물질이 아닌 것부터 멀리해야 한다.

중금속과 미세플라스틱을 해독하기 위해 해야 할 일 중 첫 번째는 금연, 금주다. 술과 담배는 이들의 축적을 돕는다. 또한 용기는 일회용품인 플라스틱 대신 유리나 사기그릇을 사용해야 한다. 배달을 시킨 후에는 반드시 그릇에 옮겨 먹도록 하자. 금속으로 만든 조리 도구와 수세미를 사용하지 않는다. 생선은 최상위 포식자인 참치, 상어, 고래의 섭취는 제한한다. 비타민과 미네랄로 중금속은 해독이 가능하다. 항산화 물질이 든 색깔 있는 과일을 먹으면 된다. 황 성분이 많은 파, 양파, 마늘, 부추와 요오드 성분이 많은 해조류가 배출에 도움이 된다. 영양제가 아닌 유기농 채소·과일식이 해독에도 가장 효과적이다.

다이어트를 방해하는 음식들

다이어트 할 때
절대 먹어서는 안 될 것들이 있다

다이어트를 하면 식사량부터 줄이는 것을 생각한다. 먹어도 되는 음식과 먹으면 안 되는 음식 구별이 우선이다. 살아 있는 음식을 많이 먹고 죽은 음식은 먹지 않으면 다이어트는 저절로 된다. 다이어트는 식습관 개선이다. 건강한 식습관으로 몸을 회복하면 체중감량은 알아서 된다. 술, 트랜스 지방(도넛), 정제 탄수화물(컵라면), 과일 통조림 등을 섭취를 제한해야 한다. 단기간에 체중감량이 필요한 경우라면 일절 먹지 말아야 하는 것들을 알아보도록 하자.

하루에 술 한 잔은 더 이상 약이 아니다

술은 발암물질인 것이 명확히 밝혀졌다. 하루 한 잔의 소주나 와인은 몸에 좋다는 주류회사의 마케팅에 이용된 연구결과들은 더 이상 진실이 아니라는 뜻이다. 술은 기호식품이지만 담배는 기호식품이 아님을 이해하자. 술은 자신의 몸만 해치지만 담배는 간접흡연을 통해 남의 건강까지 해치기 때문이다. 국가는 그 위험성을 알리고, 개인은 선택에 대한 책임을 지는 것이 자유일 수는 있다. 다만 자유를 선택할 때 건강은 반드시 잃는 특이한 이치다. 제품에 발암 경고 문구가 있는 술과 담배는 기본적으로 하지 말아야 할 1순위다.

술은 인간의 문명이 생기면서 함께한 오래된 발효 식품이다. 농경 생활로 넘어가면서 저장량이 생겼다. 곡류, 과일, 채소의 포도당은 발효가 되어 알코올이 됐다. 알코올은 다시 발효되어 식초로 변한다. 탄수화물에서 포도당을 만들어 적정 온도에서 발효를 시킨 것이 술이다. 술(알코올)은 몸에 들어오면 아세트알데히드 유해물질로 변한다. 아세트알데히드는 몸 안에서 식초로 발효된다. 식초를 먹으면 몸에서는 알코올과 똑같은 작용을 하는 원리다. 아세트알데히드를 간이 해독을 하기 위한 분해효소는 사람마다 다르게 갖고 있다.

아세트알데히드 분해가 충분히 안 될 때 어지러움, 두통, 구토 등 숙취의 원인이 된다. 해독하는 간을 공격해 간염, 간경화, 간암 등의 질병을 유발한다. 술을 한잔이라도 마시면 몸에 안 좋은 이유다. 술을 마시면 얼굴이나 몸이 빨리 붉어지는 경우는 분해효소가 적다. 체질적으로 술을 많이 마시면 절대 안 된다. 식초는 음식에 들어간 적정량을 먹을 뿐 별도로 건강에 좋다고 챙겨 먹을 필요는 없다. 분해효소는 감정에 따라 분비량이 좌우된다. 스트레스를 받을 때 먹는 술은 훨씬 더 분해가 안 된다. 발암물질이 더 많이 생기는 것이다.

최악의 식품 트랜스 지방

인류가 만든 최악의 음식을 꼽으라면 단연코 트랜스 지방이다. 지방에는 원래 포화, 불포화 지방만 있다. 포화지방은 동물성 기름에 많이 들어 있다. 불포화 지방은 식물성이나 생선 기름에 많이 포함되어 있다. 포화지방보다 불포화 지방을 먹는 게 더 바람직하다. 지방은 세포막의 중요 성분으로 분명 필요하다. 과잉 섭취가 안 좋은 것이지 지방 자체는 나쁜 성분이 아니다. 트랜스 지방은 다르다. 트랜스 지방은 경제적인 이익을 위해 액체인 불포화 지방을 인위적으로 고체로 만든 기름이다. 대표적인 제품이 마가린이다.

트랜스 지방은 자연에 없는 물질이다. 중금속과 미세플라스틱처럼 몸이 소화 흡수와 배출이 어렵다는 뜻이다. 독소 물질은 염증을 일으키고 뇌세포를 교란한다. 심장병, 당뇨병, 암 등을 유발한다. 세계보건기구에서는 트랜스 지방의 위험성으로 하루 2g 이하 섭취를 권고한다. 문제는 우리가 얼마나 먹는지 알 수가 없다는 점이다. 제품 성분표에 트랜스지방 0g은 의미가 없다. 튀긴 음식을 제조하는 과정에서 발생하기 때문이다. 튀긴 음식은 모두 트랜스 지방 덩어리로 생각해도 된다.

마가린, 쇼트닝, 가공 버터는 아이스크림, 과자, 쿠키, 케이크, 빵 등 모든 가공식품에 들어간다. 밀가루 음식을 튀긴 도넛은 최악의 음식이다. 최악인 식품일수록 인간의 입에는 가장 맛있게 만들어야 한다. 중독을 시키기 위해 화학첨가제를 넣는다. 탄수화물과 트랜스 지방이 만나는 조합은 반드시 피해야 한다. 라면, 컵라면은 트랜스 지방과 함께 인공 조미료MSG까지 들어간다. 나트륨 함량 역시 높다. 아무리 좋은 재료로 만들었다고 해도 몸에 좋은 라면은 없다는 걸 명심하자.

정제 탄수화물인 가공식품이 문제다

정제란 어떤 물질로부터 불순물을 제거하는 조작을 말한다. 탄수화물의 섬유질이나 지방산 등을 제거하고 열량만 있는 식품이 정제 탄수화물이다. 대표적인 물질이 밀가루로 만든 빵과 면이다. 설탕과 액상과당도 해당이 된다. 모든 가공식품에는 단맛을 내기 위해 설탕이 들어간다. 설탕을 만드는 과정은 나중에 자세히 살펴보기로 하자. 설탕의 유해성이 밝혀지자 유사한 화학첨가제로 소비자를 혼동시킨다. 정제 탄수화물은 인슐린과 렙틴 호르몬 저항성을 가져와 비만을 불러온다.

정제 탄수화물을 과도하게 먹어 비만이 오면서부터 문제가 생긴다. 배출을 다 못하는 독소와 노폐물을 지방으로 저장하면 심장은 더 많은 혈액을 공급해야 한다. 과도한 심장 박동은 고혈압과 심장질환을 가져온다. 폐활량은 점점 떨어져 조금만 움직여도 숨이 찬다. 급격히 늘어난 체중으로 허리와 관절들은 퇴행이 빨리 진행된다. 독소들은 염증을 일으켜 혈관을 막히게 한다. 뇌졸중, 심근경색으로 이어진다. 혈당 조절이 안 되어 당뇨병이 생긴다. 자연 과당이 들어간 채소·과일식을 해야 하는 이유다. 설탕 덩어리 과일 통조림은 먹어서는 안 된다.

당뇨 환자의 경우 감자, 고구마, 호박, 연근, 당근은 당이 높다고 병원에서 먹지 말라고 해 안 먹는다. 대신에 가공한 두유와 영양식품을 먹는다고 한다. 자연에서 온 것보다 가공 당과 화학첨가제가 들어간 제품 중 어느 것이 몸에 더 안 좋은지는 상식이다. 인슐린 주사를 맞으면서도 가공식품은 계속 먹는다. 참 애석한 일이다. 합병증이 생기는 당뇨약은 평생 먹어야 하는 약이 아니다. 정제 탄수화물로 만든 가공식품부터 끊고 채소·과일식을 하는 것부터 실천하자.

술은 종류에 상관없이 한 잔도 안 된다. 트랜스 지방이 들어간 튀긴 음식 도넛, 치킨, 팝콘, 라면 등은 제한하자. 정제 탄수화물인 빵, 국수, 피자, 케이크는 비만의 주범이다. 정제당인 설탕이 들어간 아이스크림, 초콜릿, 각종 음료도 금지 식품이다. 치킨과 맥주, 피자, 빵, 라면, 돈가스, 콜라 등 각종 가공식품의 맛을 알아버렸다면 평생 끊기란 불가능하다. 산속 깊은 절에 들어가서 산다면 모를까 말이다. 채소·과일식을 통해 몸을 회복시키고 나면 독소들을 해독할 힘이 생긴다. 해독하는 시간만큼이라도 금지 식품을 피하자.

다이어트에 성공하는 비결

다이어트는
포기하지 않으면 성공한다

인류는 약 80억 인구로 46억년 지구 역사 중 최대 많은 개체를 번식하는 데 성공한 유일무이한 종이다. 지구를 군림했던 종이 완전히 멸망했던 시기는 6천6백만 년 전이다. 멕시코만에 외부 물질의 충돌로 공룡이 전멸했다. 이후 침팬지와 갈라선 인간은 4백만 년이라는 긴 시간을 거쳐 지구 최상위 포식자가 되었다. 그만큼 인간에 의해 멸종된 종이 많다. 인간은 우주 탐사를 하고 있지만 기후 변화 등 생존의 위협을 받고 있다. 과학기술의 폐해가 인간에게 돌아오고 있다. 인간은 태양의 보호 아래 오랫동안 생존을 해온 자연의 법칙을 따라야 한다. 햇볕을 통해 비타민D 합성을 하며 채소·과일식을 하는 기본부터 매일 실천하자.

다이어트의 핵심은 음식

다이어트를 결심하면 식단과 함께 운동 계획을 세운다. 헬스장에 다니다 보면 자연스럽게 닭가슴살과 샐러드 위주를 하고 있다. 다이어트에 있어 비중을 나눠보면 음식이 60%, 수면이 30%, 운동이 10%다. 음식이 차지하는 비중이 절대적이다. 수면을 잘하기 위해서는 마음의 안정이 필요하다. 스트레스를 받는 복잡한 삶에서 단순한 자연스러운 생활을 해야 한다. 운동은 하루 30분 햇볕을 쬐며 걷는 것만으로도 충분하다. 처음부터 과도한 운동 계획을 잡으면 폭식을 하게 되어 다이어트는 실패한다. 한 달 안에 10kg를 감량하겠다는 생각보다 먼저 몸을 해독하자. 건강을 회복하는 데 집중하는 마음의 여유를 갖고 있으면 반드시 성공한다.

다이어트를 위해서는 걱정보다는 매일 실천해나가는 행동이 필요하다. 미국의 심리학자 어니 젤렌스키는 우리가 하는 걱정의 96%는 쓸데없는 걱정이라고 말한다. "우리가 하는 걱정의 40%는 현실에서 절대 일어나지 않는 일에 대한 것, 30%는 이미 일어난 일에 대한 것, 22%는 사소한 일에 대한 것, 4%는 우리가 바꿀 수 없는 것들, 나머지 4%만이 우리의 힘으로 바꿀 수 있는 일이다"라고 걱정에 정의를 내렸다. 효과가 좋다는 여러 다이어트 방법들을 계속 찾으며 효능에 걱정하기보다는 채소·과일식에 대한 믿음을 깆고 직접 겪어보는 것이 중요하다.

나는 매주 로또를 5개씩 산다. 로또가 당첨되면 좋겠지만 단순히 당첨만을 간절히 바라고 사는 것은 아니다. 로또가 당첨될 생각을 하며 희망을 갖기 위해 사는 것도 아니다. 단순한 원리를 실천하고자 함이다. 엄청난 좋은 꿈을 꿔도 로또를 사지 않으면 절대 당첨될 수 없다. 이것을 생활 전반에 있어 항상 적용하기 위함이다. 로또가 당첨되지 않았다고 낙담하며 포기할 필요도 없다. 직접 실천하고 행동하는 매일이 쌓일 때 인생은 달라진다. 반복적인 삶 중 매일 먹는 음식이 우리 인생에 미치는 영향이 얼마나 큰지 생각해야 한다.

운동의 핵심은 햇빛

인간의 건강과 관련된 요인을 주는 것 하나는 햇빛이다. 현장 작업을 하지 않는 이상 현대인들은 햇빛에 노출되는 시간이 현저히 줄었다. 항상 콘크리트 건물 안에 있으며 이동을 할 때도 지하철이나 버스, 자동차로 인해 햇빛에 노출되지 않는다. 햇빛 자외선의 무서움만을 경고하는 상업주의 시스템에 의해 항상 자외선 차단제와 선글라스를 사용한다. 햇빛이 부족하면 호르몬이 제대로 작동하지 않아 불면과 우울증까지 생긴다. 햇빛을 통해 생성되는 비타민 D는 암세포 생성 억제에도 효과가 있다. 다이어트에 있어 햇빛은 아주 중요하다. 채소·과일식의 식단 계획과 함께 운동 계획은 낮에 숲이 있는 곳을 30분 이상 산책하는 것으로 세우자.

아무리 운동을 열심히 해도 살이 빠지지 않는다는 경우를 본다.

운동 후 치킨과 맥주, 피자와 콜라, 삼각김밥과 컵라면을 마음 편히 먹는다. 운동을 통해 소모한 칼로리와 음식 칼로리를 계산한 결과다. 다이어트에 있어 칼로리는 아무 의미가 없다. 어떤 음식을 먹느냐가 중요하다. 8~9시간을 누워서 TV를 보다가 1~2시간 헬스장에 가서 운동을 하고 오는 것보다 30분에 한 번씩 5분 이상 움직이는 게 더 도움이 된다. 근무 중에도 반드시 1시간에 한 번은 자리에서 일어나 움직여 주자. 30분에 한 번은 일어나 스트레칭을 해주면 가장 좋다.

근무 중 점심시간이 1시간이라면 30분간 식사 후에 30분은 걷는 습관만 들여도 몸은 달라진다. 식사 후 바로 앉아 있으면 혈당이 올라가면서 많은 양의 인슐린이 분비된다. 정제 탄수화물 식사 후에는 더욱 인슐린 분비가 많이 된다. 이러한 증상이 계속 반복되면 인슐린 저항성이 생겨 식욕조절에 실패한다. 햇볕을 쬐는 것만큼 효과적으로 비타민D를 합성하는 방법은 없다. 오래 앉아 있으면 심장으로 돌아오는 혈액이 감소하면서 하체 부종이 생긴다. 대중교통 이용 중에도 가만히 앉아있기 보다는 서서 발뒤꿈치를 들었다 올렸다 하는 것이 건강에 좋다.

다이어트에 좋은 습관

체중은 매일 확인하는 것이 좋다. 일정한 시간과 똑같은 환경을 만들어주자. 가능하면 기상 후 취침 전 두 번 재면 더욱 좋다. 기상 후에는 소변을 보고 와서 재며 옷은 가벼운 속옷 차림으로 하자. 매일 체중이 얼마나 빠졌는지에 중심을 두면 스트레스를 받는다. 여러 다양한 연구결과 체중을 매일 재는 것이 그렇지 않은 것보다 체중감량에 도움을 준다고 한다. 오늘 하루를 잘 보내자는 마음과 하루를 수고했다는 마음으로 확인하자. 하루를 마감하고 하루 시작을 준비하는 의식이다. 매일 하는 행동습관이 되면 체중을 재는 것만으로도 감량이 된다.

아침, 저녁 체중과 함께 하루 동안 먹은 것을 적는 식단일지를 쓰는 것을 추천한다. 일주일 치가 한눈에 보이게 직접 수기로 작성하자. 물을 마신 양부터 외식 메뉴와 걷기 여부까지 세부적으로 기록해주자. 일주일 치가 모이고 4주가 되면 나의 식생활 습관과 변화가 한눈에 들어온다. 몸의 배출주기가 정상적으로 작동하면 오늘 저녁 체중 대비 내일 아침 체중은 1kg 정도가 줄어있다. 특히 동물성 식품과 야식을 먹은 날의 차이를 알 수 있다. 체중을 재는 것처럼 식단일지를 쓰는 것만으로 무의식중에 식단관리를 해나가게 된다.

체중을 재거나 식단일지를 쓰는 과정 중에 주의해야 할 것은 스스로 자책하지 않는 것이다. 오늘 치킨과 피자를 먹었다고 해서 포기하면 안 된다. 일주일에 4일 이상을 야식 먹었다면 그다음 주에는 3번 이하를 목표로 하면 된다. 다이어트에 있어서 심리적인 부분을 말하는 것이다. 다이어트는 건강을 회복하여 살이 저절로 빠지게 하는 것이다. 다이어트를 하는 이유는 행복하기 위함이다. 우리 몸은 우리가 포기하는 순간까지도 자신의 할 일을 하도록 설계되어 있다. 부정적인 생각보다 긍정적인 사고를 하는 것이 건강에도 좋다. 내일부터 하는 게 다이어트라면 매일 시도하면 된다. 식생활 습관이 개선되는 순간이 반드시 온다.

행복 호르몬이라 불리는 세로토닌, 엔도르핀, 도파민은 즐거울 때 생성된다. 일부러라도 웃으면 항암 효과가 있다. 행복 호르몬인 세로토닌은 뇌뿐만 아니라 장에서도 만들어진다. 장내 세로토닌이 많이 분비되면 건강도 좋아진다. 만성적인 소화불량과 설사, 변비, 장염으로 고생하는 경우에는 웃을 일이 별로 없어진다. 호르몬 분비도 낮아진다. 채소·과일식으로 식생활 습관의 개선과 함께 많이 웃는 생활을 하고자 하는 노력도 필요하다. 인간은 누구나 행복할 권리가 있다. 행복은 환경이 아닌 내 마음의 선택에서 오는 것이다. 채소·과일식을 선택할 때 즐거운 마음으로 하자. 훨씬 큰 효과로 나타난다.

1940년부터 1945년까지 영국 수상은 윈스터 처칠이다. 재임 기간 중 2차 세계대전을 승리로 이끌며 세계적인 위인이 되었다. 1948년 윈스턴 처칠은 '성공의 비결'이라는 강연을 옥스퍼드 대학 졸업식에서 했다. 참석자들 모두 전쟁을 승리로 이끈 처칠의 연설에 집중했다. 그의 첫마디는 "Never give up(절대로 포기하지 마라)"였다. 모두 공감하며 다음 말에 귀 기울였다. '절대로 절대로 포기하지 마라', '절대로 절대로 절대로 포기하지 마라', '절대로 절대로 절대로 절대로 포기하지 마라' 그렇게 4번의 강조를 하고 연설을 마쳤다. 몸을 회복시키는 다이어트도 포기하지 않으면 반드시 성공할 수 있다.

건강한 다이어트는 이렇게 하라

건강 상담을 하면서 반드시 확인하는 것은 식습관, 수면습관, 생활 습관, 대소변 상태다. 식습관에는 기본적으로 술, 담배, 커피, 탄산, 밀가루(라면, 빵) 섭취 유무와 그 양을 확인한다. 약은 먹는 순간에는 효과가 있지만 절대 영구적일 수는 없다. 내가 앓고 있는 질환이나 불편한 증상들의 원인을 찾아 개선하면 약 없이도 건강한 삶을 영위할 수 있다. 핵심은 해독과 체온조절이다. 가공식품을 줄이고 살아 있는 음식을 먹으면 요요가 오지 않는 몸이 된다.

요요가 없는 건강한 다이어트를 하자

다이어트 상담 고객들의 특징은 1년에 걸쳐 20kg을 감량하는 경우가 많다는 것이다. 80kg에서 시작해 상반기 3개월에 걸쳐 10kg, 하반기 10kg씩 3개월간 감량한다. 앞선 3개월은 충분한 식생활 습관을 만든 후 이후 3개월은 체중을 유지하는 것이다. 이런 경우 2~3년이 지나도 5kg 정도의 증가에서 그치게끔 몸이 셋팅된다. 체질이 바뀌는 것이다. 다이어트는 짧고 굵게 하고 끝나는 것이 아니다. 가끔 가공식품을 먹어도 해독할 수 있는 몸을 만들고 유지하는 것이다. 이점을 이해하면 얼마든지 먹고 싶은 것을 먹으면서 지낼 수 있다.

몸을 회복시키는 첫달에는 운동을 무리하게 하지 않도록 조언한다. 체중이 감량되면 근육을 에너지원으로 사용하기 때문이다. 오랜 시간 진화 과정을 거치며 인간의 몸은 극한 상황에서 살아남도록 최적화됐다. 근육보다 지방을 훨씬 더 소중히 한다. 비상사태인 오랜 기아 상태에서 버틸 수 있는 것은 지방이 있기 때문이다. 근육을 만들기 위해 운동을 하지만 근육이 먼저 소비되는 모순적인 상황이 생긴다. 더 많은 에너지원이 필요해 식사량이 늘어나 애써 배출한 독소들이 살로 다시 돌아오는 악순환에 빠진다. 이것이 바로 전형적인 요요현상이다.

단기간 특히 한 달에 10kg 이상 3개월에 20kg 이상을 감량한 경우에는 요요가 반드시 오게 되어있다. 식단 조절이든 운동이든, 기능식품이나 약물에 의한 감량이든, 다이어트 기간이 끝나고 나면 식생활 습관을 유지하기 어렵다. 힘든 다이어트 기간을 견뎌낸 자신에 대한 보상 심리와 함께 언제든지 살을 뺄 수 있나는 심리로 예전과 똑같이 먹는다. 대부분 3개월 안에 원래의 몸무게로 돌아간다. 요요 과정을 거칠 때마다 몸의 신진대사 능력과 회복능력이 감소된다. 요요가

반복됨에 따라 몸의 부작용으로 각종 질병의 징후와 통증을 접하게
된다.

임금님의 다이어트 프로그램

임금님의 다이어트는 오랜 시간 상담들을 통해 정립한 프로그램
이다. 임금님처럼 내 몸을 아끼면서 마음껏 먹을 수 있다는 뜻에서 명
명했다. 임금님의 다이어트는 기본 3주 프로그램으로 구성되어 있다.
일반적으로 처음 한 주는 준비와 적응에 소요된다. 해야 할 것을 충분
히 이해하고 상황에 맞추면 준비가 끝난다. 이후 2주 동안 지켜야 할
원칙들을 매일 실천해 나간다. 15일 정도가 지나면 몸의 많은 변화들
이 일어난다. 단순한 체중감량이 아닌 회복되는 컨디션이 느껴지는
것이 가장 큰 변화다.

4가지의 기본 원칙이다. 아침은 과일이나 과일 주스만 먹는다. 백
미는 현미로 전환한다. 식전이나 공복에 과일을 챙겨 먹는다. 탄수화
물과 단백질을 섞어 먹지 않는다. 정제 탄수화물이 들어간 가공식품
섭취 방법이다. 백미를 먹게 된 경우에는 평소 양의 절반만 섭취한다.
2주차부터는 현미 섭취를 못할 시에는 백미는 아예 먹지 않는다. 라
면, 국수, 파스타, 우동, 빵 등 섭취는 제한한다. 치킨, 피자, 햄버거, 감
자튀김, 돈가스, 콜라, 커피는 첫 주까지만 허용된다. 2주차까지 점심,
저녁 모두 일반식으로 한다. 3주차부터는 점심만 일반식, 저녁은 채

소·과일식이다.

아침 식사에 밥을 챙겨 먹어온 경우는 첫 주는 격일로 실천한다. 하루는 백미, 다음날은 과일 주스를 먹는다. 2주차에는 백미를 현미로 완전히 바꾼다. 3일은 현미를, 4일은 과일 주스만 먹는다. 마지막 3주 차에 아침 식사는 완전히 과일 주스로 대체한다. 오랜 시간 아침에 밥을 먹은 습관을 조금씩 변화시키는 방법이다. 밥을 먹은 날의 아침과 과일 주스로 시작한 아침의 차이를 직접 느껴 몸이 더 가벼워지는 것을 느끼면 이후에도 꾸준히 실천할 수 있다. 과일을 먹는 게 가장 좋고, 과일 주스도 먹기 편해 장기간 실천하기 좋은 방법이다. 과일즙으로 먹을 때는 섬유질을 별도로 보충해 주면 된다.

저녁 8시에서 다음날 아침 8시까지 기본 12시간은 공복을 유지해야 한다. 첫 주에는 배가 고프면 바나나, 토마토, 오이 등 채소 과일만 먹는다. 취침하기 1시간 전까지다. 2주차도 밤에 허기가 느껴지면 약간의 섭취를 한다. 최대한 물만 마시도록 한다. 몸이 회복되는 과정에서 밤에 느껴지는 허기가 사라지는 데 2주가 걸리기 때문이다. 3주차에는 밤 9시까지 물만 섭취하고 최대 14시간 공복을 유지하도록 한다. 취침 직전 물을 많이 마시면 숙면을 방해한다. 밤 중 허기가 사라지는 것은 하루 동안 먹은 음식의 상태에 따라 적응 기간의 차이가 난다.

일주일을 기준으로 과일 주스만 먹는 날을 정한다. 이틀 이상 할 때 배가 많이 고플 때는 고구마나 감사를 섭취한다. 최대한 오이나 양배추 토마토 등 채소로 허기를 달랜다. 좀 더 빠른 체중 감량을 원하는 경우가 생긴다. 첫 주 평일 점심은 일반식, 저녁은 현미식이다. 주말은 과일 주스만 섭취한다. 2주차에 평일 점심은 현미식, 저녁은 채소·과일식이다. 토요일은 단식을 하고 일요일은 채소·과일식이다. 3주차 평일 점심 저녁 모두 채소·과일식을 하고 주말은 단식을 한다.

3주 프로그램이 끝나고 나면 매주 일주일에 하루만 채소·과일식을 해가는 습관만 가져도 몸의 치유능력은 유지된다. 만성질환인 두통, 소화불량, 아토피, 비염, 변비 등을 갖고 있는 경우는 동물성 식품인 고기, 생선, 계란, 우유, 치즈, 요구르트, 요거트 등 섭취를 제한한다. 림프 시스템의 독소들이 청소되고 나면 동물성 식품을 조금씩 먹어도 괜찮다. 대부분 섭취량이 현저히 줄어든다. 몸에서 더 이상 나쁜 물질을 받지 않게 된다. 이후 한 달에 이틀 연속 채소·과일식을 해주면 더욱 좋다.

임금님의 다이어트 스케줄 : 초보자를 위한 해독 다이어트

- 1주차 일주일 하루만 과일, 과일 주스만 먹기
- 2주차 일주일에 이틀 연속
- 3주차 일주일에 3일 연속
- 4주차 일주일에 3일 연속
- 5주차 일주일에 이틀 연속
- 6주차 일주일에 하루만 과일, 과일 주스만 먹기
- 이 주기를 2번 하면 12주차, 총 3개월에 걸쳐 한다. 백일의 기적을

경험 할 수 있다.

- 기본 3주씩만 해도 효과를 충분히 볼 수 있다.
- 수면은 7시간 이상 하기
- 저녁 8시부터 아침 8시까지 12시간 공복 유지하기
- 기상 후 체중을 재고 물 한잔 마시기
- 매일 30분씩 햇빛을 쬐며 산책하기
- 튀긴 음식과 밀가루 음식은 최소화하기

처음부터 3일 이상 과일과 과일 주스만을 먹기란 어렵다. 우선 백일을 목표로 훈련을 해나간다. 그래야 실패하지 않는다. 백일 동안의 경험을 바탕으로 점차 과일과 과일 주스, 채소 정도만 연속으로 먹는 날을 점차 늘려 최종 5일까지 되게 한다. 처음 한 주가 힘들지 3주째가 넘어가면 마지막 4주부터는 쉽게 한다. 그만큼 달라진 내 몸을 느끼기 때문에 더 이상 누가 시키지 않아도 몸이 원하는 대로 할 뿐이다. 자연치유된 몸을 통해 질병 없이 약 없이 생활해 갈 수 있는 에너지가 만들어진다. 개인의 상황에 맞춰 채소·과일식을 하는 시간을 늘려도 된다. 핵심은 가열하지 않은 살아 있는 음식으로 내 몸을 정화시키는 시간을 일정하게 갖는 것이다.

몸을 해독하는 방법을 터득하면 몸이 무겁게 느껴질 때 언제든지 하루에서 3일을 채소·과일식으로 독소 청소와 에너지 공급을 할 수 있다. 가공식품을 많이 먹는 경우는 다음날 바로 몸을 청소해주는 원리다. 치킨과 맥주를 먹으면 며칠간은 림프 시스템에 좋은 에너지원을 공

급해주는 원리를 실천하는 것이 중요하다. 단기간에 끝나는 방법이 아니라 평생 해나갈 수 있는 방법이 임금님의 다이어트다. 몸에 좋은 기능식품을 계속 찾을 필요도 없다. 신선한 채소·과일식이면 우리 몸이 회복하는 데 충분하다. 포기하지 말고 생각이 날 때 하루만 실천하자. 긍정적이고 밝은 에너지가 우리 인생을 더욱 행복하게 만들 것이다.

PART 6

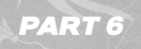

채소·과일식을
잘하기 위한
그 외 지식들

통증과 염증은 치료의 과정

자가치유 과정은
통증과 염증 반응이 반드시 나타난다

항생제나 스테로이드 호르몬제는 무분별하게 사용하지 못하도록 국가에서 관리를 한다. 1990년대까지는 감기에 걸려 병원을 가면 흔하게 처방되었던 약이 항생제다. 몸의 자가치유과정에서 나타나는 증상을 멈추기 위해 불필요한 많은 약이 쓰였다. 항생제는 바이러스들과 싸워내는 장내 유익균들까지 모조리 죽이는 역할을 했다. 체온이 1℃ 내려갈 때마다 면역력은 30% 감소한다. 해열진통제 약이 없던 4백만 년의 긴 시간을 인류는 어떻게 생존했을까? 병원에서의 통증과 염증 대처방식만 놓고 보면 인류는 진작 사라졌어야 한다. 약을 못 먹어 뇌에 치명적인 손상을 입었을 것이니 말이다. 통증과 염증 반응이 주는 진짜 의미를 이해하자.

약이 병을 만든다

"사실은 저도 당뇨가 있습니다. 저도 고혈압이 있습니다. 저도 당뇨약을 먹어야 하고 고혈압약을 먹어야 하는데 제가 저 자신에게 처방하려고 펜을 드니깐 처방을 못 하겠더라고요. 이 약은 이런 부작용, 저 약은 저런 부작용, 이 약은 몸에 들어가면 이런 일을 하고, 저 약은 몸에 들어가면 저런 일을 하고, 다 독이라는 것이죠. 독 작용이요. 그 합병증 대가가 무엇이냐, 그것이 너무 무섭기 때문에, 약 때문에 오는 부작용이 적다는 판단이 설 때 약을 쓰는 것이지 비약물요법이 있으면 우선적으로 비약물요법으로 치료를 해야 합니다."

건강에 대한 정보를 기능식품 홍보와 상관없이 하는 프로그램이 EBS '명의'다. 위 발언은 홍세용 교수님이 출연한 부분이다. 신장내과 전문의로, 대한신장학회 회장, 대한임상독성학회 부회장, 대한고혈압학회 부회장 등을 역임하셨으며, 독성학 연구의 거장으로 저명한 분이다. EBS 명의 방송에서 약은 독이며, 최대한 줄일 수 있도록 노력해야 한다고 강조했다. 화학 약물은 모두 독성이 있어 약물로 인한 부작용이 적을 때 약을 써야 한다. 어떻게든지 약물은 조금만 먹고, 비약물요법이 있다면 먼저 시도해야 한다는 것이 핵심이다.

현실의 우리는 어떤가? 운동을 하다 근육통이 오면 진통소염제를 찾는다. 약을 먹는 순간 건강을 위해 운동한 의미가 없다. 자녀가 조금만 콧물 기침 증상이 있어도 멈추기 위해 병원을 찾아가 약을 먹인다. 가장 민감한 것은 열이다. 37℃만 넘어도 진통 해열제를 먹는다.

심지어 아이가 잘 놀고 있어도 말이다. 우리나라 의료보험시스템이 너무 잘되어 있는 영향도 있다. 실제 매달 내는 건강보험료가 아까워서 병원에 가신다는 어르신도 있다. 우리의 세금으로 누군가의 지갑을 항상 배불리 채워주고 있다. 약에 대한 부작용을 이해하기 전에 몸이 주는 통증에 대한 이해가 되어야 약을 끊을 수 있다.

진통소염제를 먹은 순간 몸의 경고신호 체계는 꺼져버린다

과학기술의 발전을 체감할 수 있는 것 중 하나가 자동차다. 주행 기능을 벗어나 사고를 예방하는 기술과 기능이 탑재되어 나온다. 단순 기능 이상에서부터 외부 충격을 미리 감지하여 경고한다. 자동차와 비교할 수 없을 만큼 더 정교하고 복잡한 인간의 몸에 경고시스템이 없을 수 없다. 그 시스템이 주는 경고음은 통증에서 시작되는 경우가 많다. 통증은 혈액순환과 함께 기혈의 흐름 즉 에너지 순환이 막혔을 때 오는 몸의 신호다. 차가운 기운이 스며들면 혈관이 수축되고 해당 부위는 점점 냉해지면서 통증을 유발한다. 몸을 따뜻하게만 해줘도 회복한다. 물리치료를 받으러 가면 항상 온찜질을 먼저 해주는 이유다.

몸이 이상 신호를 보내는 가장 첫 번째 증상은 피로와 피곤함이다. 쉬어주라는 신호를 무시하면 식욕부진, 두통, 생리불순, 고열, 몸살, 피부 발진, 가려움 등의 증상으로 이어진다. 모두 림프 시스템에 독소가 가득 쌓여 청소하기가 어려우니 도와달라는 신호다. 임파선이 붓는 것도 같은 이유다. 이때 약은 독소 청소에 아무런 도움이 되지 않는다. 그저 신호 체계를 꺼버려 못 느끼게 할 뿐이다. 고맙게도 림프 시스템은 포기하지 않고 시간이 걸려도 혼자서 일을 한다. 약으로 회복하는 게 아니다. 림프 시스템이 완전히 멈출 때 암세포가 온몸으로 전이된다.

심장마비, 심근경색, 뇌졸중, 뇌경색 등 골든타임을 요하는 질환들이 있다. 사망에 이르게 하는 증상들로 인해 공포마케팅을 하는 곳이 병원이다. 조금만 두통이 있어도, 조금만 심장 통증이 느껴져도 각종 검사들을 한다. 최악의 상황을 예방하기 위한 최선책인 것처럼 말이다. 검사 과정 중에서 많은 방사선에 노출된다. 부작용은 없으니 예방 차원에서 평생 먹으라며 약을 너무나 쉽게 처방한다. 보통의 환자들은 아무런 의심 없이 독소가 함유된 약을 매일 잘 챙겨 먹는다. 약물은 그저 증상을 숨기는 것일 뿐 절대 완치 개념이 아니다. 무엇을 먹느냐에 따라 병을 치료하고 예방할 수 있다. 아주 오래전부터 인간에게 내려온 치유 방식이다.

통증과 염증 반응에 올바르게 대처하는 법

채소·과일식으로 해독을 하는 과정에도 통증과 염증 반응은 나타난다. 치유과정 중에 나타나는 자연스러운 증상이기 때문이다. 의학적으로 명현반응 또는 호전반응이라 한다. 치유되는 데 많은 시간이 필요한 만성질환 중 하나가 아토피다. 아토피는 몸 안에 독소가 제대로 해독되지 않아 피부로 나타나는 질환이다. 비염, 아토피, 천식은 결국 시간의 차이가 있을 뿐 모두 발현된다. 상담 때 빨리 좋아지고 싶어 하는 아토피 환자들에게 하는 이야기가 있다. 매미에 관한 것이다. 매미는 7일을 나무에서 울기 위해 땅속에서 굼벵이로 7년을 산다. 단 7일을 위해 그 긴 시간을 견뎌내는 것이다. 그렇게 매미는 자신에게 주어진 역할에 최선을 다하고 죽는다.

아토피와 비염은 수십 년간 잘못된 식습관과 치료법으로 몸을 혹사한 결과다. 불과 1년이라는 시간을 투자해 몸을 회복시켜 앞으로 잘 지낼 수 있다면 마땅히 해야 한다. 시작은 식습관의 변화다. 가공육을 먹지 않고 밀가루를 끊고 정제당 대신 자연당인 채소·과일식으로 식단을 바꿔야 한다. 이를 지키는 경우는 불과 3개월만에도 좋아진다. 약에만 의존하는 경우는 좋아졌다가도 3개월이 지나고 재발했다며 불평불만을 늘어놓는다. 안타깝지만 식습관을 조절하지 않고는 만성질환은 절대 완치될 수 없다.

만성피로에 이어 식욕부진이 나타나면 우선 쉬어야 한다. 식욕부진 증상이 나타나는 건 많은 에너지가 소비되는 소화 작용을 멈추고 독소 제거에 집중하기 위함이다. 잘 먹어야 힘이 난다며 소고기나 닭고기 등 보양식을 챙겨 먹지 않도록 하자. 충분한 휴식과 수면을 통해 림프 시스템이 자가치유를 할 수 있는 상황을 만들어주자. 계속 쉴 수 없는 상황일 수도 있다. 피로 회복을 위해 커피, 에너지 드링크제, 비타민 등 기능식품을 먹지 말자. 독소를 더 쌓이게 할 뿐이다. 림프 시스템을 도와줄 수 있는 유일한 살아 있는 음식인 채소·과일식을 하자.

약을 다루는 한약사로서 무조건 약을 배척하라는 것은 아니다. 천연 생약인 한약만을 복용하라는 것은 더더욱 아니다. 극심한 두통이나 복통, 알레르기 반응처럼 고통을 해결해주는 상황에 꼭 필요한 약도 있다. 이러한 약들을 조금만 불편해도 아무런 의심 없이 습관적으로 복용할 때 문제가 된다. 정말 필요한 상황에 최소한의 약을 적절히 복용 해야 한다. 통증과 염증 반응이 일어난 것은 약을 달라는 신호가 아니다. 통증을 약을 통해 바로 제거할수록 면역력은 떨어진다. 약을 먹기 전 그 원인을 제거할 수 있도록 근본 원인을 찾아야 한다. 대부분은 식생활습관에 답이 있다. 몸을 쉬어주면서 조금만 기다려주자. 우리 몸의 자가치유력을 믿자.

음식 속에 든 독, 화학첨가제

가공식품에 들어간
화학첨가제의 진실을 알아야 한다

세계적으로 사용하고 있는 식품 첨가물은 약 1,500여종이 넘는다. 우리나라는 2019년부터 31가지 용도로 분류체계를 바꾸어 사용하게 했다. 허가된 식품첨가물 종류만 약 650여종이 넘는다. 대표적으로 발색제, 보존제, 착색료, 응고제, 향미증진제(MSG), 감미료, 유화제, 산화방지제, 살균제, 탈색제 등이 있다. 모든 가공식품에는 화학첨가제가 들어간다고 보면 된다. 화학첨가제가 들어가지 않는 제품들이 나오는 것은 유해성이 심각하다는 뜻이다. 다이어트와 관련된 잘못된 정보로 인해 안전하다는 착각을 해 많은 양을 섭취해서는 안 된다.

다이어트 탄산음료의 불편한 진실

'제로 칼로리, 설탕 무첨가' 다이어트와 관련해 소비자를 현혹하는 대표적인 광고 문구다. 제로 칼로리와 설탕 무첨가한 제품이 더 안전할까? 커피에서 카페인을 제거한 디카페인 커피가 더 몸에 해롭듯이 똑같다. 인위적인 화학첨가제가 들어가 더 많은 문제를 가져온다. 식품회사 역시 잘 알고 있다. 설탕 대신 화학첨가제를 쓰는 건 설탕보다 덜 해로워서가 아니다. 화학첨가제를 쓰는 것이 훨씬 비용이 절감된다. 중독을 시키는데도 설탕보다 더 강력한 효과가 있어 사용하는 것이다. 화학첨가제는 절대 인간의 몸에 들어와서 좋을 것이 없는 물질이다.

일반 콜라의 원재료명을 살펴보자. 정제수, 당시럽, 설탕, 기타과당, 이산화탄소, 카라멜 색소, 인산, 천연향료, 카페인(향미증진제)이 들어간다. 다이어트 콜라에는 정제수, 이산화탄소, 카라멜 색소, 인산, 수크랄로스(감미료), 구연산삼나트륨, 천연향료, 아세설팜칼륨(감미료), 카페인(향미증진제)이다. 영양정보를 보면 500ml 기준 일반 콜라가 216kcal, 나트륨 15mg, 당류 54g(각설탕 3g 18개)이다. 다이어트 콜라의 영양정보는 0kcal, 나트륨 30mg, 당류 0g이다. 펩시에는 아스파탐이 추가로 사용된다. 공통적으로 카페인이 모두 들어간다.

아스파탐과 아세설팜칼륨은 설탕의 200배 정도, 수크랄로스는 600배의 단맛을 낸다. 아스파탐은 설탕과 비슷한 맛이 없어 아세설팜칼륨과 섞어 쓴다. 제로 칼로리 음료, 아이스크림, 사탕, 요구르트, 과자 등 거의 모든 가공식품에 들어간다. 비용이 설탕보다 훨씬 저렴하기 때문이다. 칼로리가 없으니 정말 다이어트에 도움이 되는 걸까? 수많은 홍보성 정보들은 안전하고 도움이 된다는 연구결과들만을 인용

한다. 제약회사처럼 본인들에게 유리한 것만 적극적으로 알린다. 메탄올이 아스파탐의 주원료다. 메탄올은 독극물이다. 인간이 먹을 수 없는 물질이다. 소량이니 상관없다는 것은 평생 그 물질만을 섭취했을 때 전제가 되는 이야기다.

잘 알려지지 않고 접하기 어려운 정보들이 진실인 경우가 많다. 비만 지방세포에는 각종 식품 첨가제로 쓰이는 화학첨가제들이 발견된 연구도 있다. 칼로리와 설탕 함량만 내세우고 화학첨가제를 해독하는 간과 콩팥이 망가지는 것은 인식조차 못하게 한다. 실제 아스파탐은 시상 하부 즉 뇌에 부작용을 일으킨다. 다이어트 기능식품은 다른 가공식품을 부를 뿐이다. 왜 치킨과 피자에는 탄산음료를 서비스로 주기 시작했을까? 화학첨가제들에 중독이 되면 비만이 될 수밖에 없다. 가짜 당은 다른 가짜 당을 계속 찾게 한다.

탄산음료의 톡 쏘는 맛을 내는 인산도 유해물질이다. 치아를 썩게 하는 주범이다. 인산은 칼슘의 흡수를 방해하고 소변으로 나가게 한다. 채소 과일에도 구연산은 들어 있다. 그 기능은 완전히 다르다. 자연에서 온 구연산은 몸에서 알칼리성이다. 탄산음료의 인공 구연산은 산성으로 몸에 남아있다. 우리 몸은 산성이 될 때 많은 문제가 생긴다. 식품회사는 비용 절감도 되면서 마치 건강에 도움이 되는 듯 마케팅 하는 것이 다이어트 음료다. 카페인은 똑같이 들어간다. 다이어트 탄산음료는 설탕을 대체한 여부와 상관없이 카페인 성분만으로도 먹어서는 안 된다.

화학첨가제의 불편한 진실

현재 대부분 국가에서 초중고교에 탄산음료 및 커피 자판기 설치가 법적으로 금지되어 있다. 성인이 되고 나면 몸에 나쁜 물질이 좋아질 수는 없다. 탄산음료와 커피도 술, 담배와 같이 19세 이상 판매 음식으로 지정해야 한다. 몸에 치명적인 부작용을 갖는 것이 식품으로 팔리고 있다는 경고를 국가가 나서서 해야 할 만큼 위험한 물질이다. 몸에 나쁘지만 판매를 금지할 수는 없으나 그 위험은 알려야 한다. 선택은 성인인 우리가 하고 그 위험도 스스로 져야 하는 상황이다. 화학첨가제가 들어간 가공식품량을 줄이는 것이 질병을 예방하는 방법이다.

화학첨가제가 안전하다고 주장하는 사람들이 내세우는 것이 미국 식품의약국(FDA)의 승인이다. 채소 과일은 하루 섭취 제한량을 정하지 않는다. 아무리 많이 먹어도 간과 콩팥에 해를 끼치지 않기 때문이다. FDA가 섭취량에 제한을 둔 이유는 근본적으로 몸에 해롭다는 것을 반증한다. 화학첨가제 연구결과의 가장 큰 문제가 있다. 단일 성분만을 연구한 결과다. 한 가지 이상의 화학첨가제를 혼용해서 섭취했을 때 연구는 전혀 하지 않는다. 단독으로도 안전하면서 다른 것을 골고루 먹을 때에도 안전한 것은 채소 과일뿐이다. 인간은 실험실의 쥐가 아니다. 실험실의 쥐에게조차 하지 않고 있는 실험을 인간에게 하는 것이 화학첨가제다.

아이들 반찬으로 많이 해주는 햄이나 소시지의 성분 정보를 보면 아질산나트륨이 쓰여 있다. 질산칼륨, 질산나트륨을 가공육 제품에서 쉽게 볼 수 있다. 가공육이 1급 발암물질로 지정된 원인이 붉은색을 내게 하는 아질산나트륨 때문이다. 산화방지제인 솔빈산은 아질산나트륨과 같이 만나면 세포의 돌연변이를 일으킨다. 방부제로 쓰이는 소르빈산칼륨은 암을 유발한다. 젓갈 문화가 발달한 우리나라의 경우 색깔을 내기 위해 발색제를 첨가한다. 대량생산되는 식품은 김치와 젓갈류 어디든 화학첨가제가 들어가니 주의해야 한다.

화학첨가제가 사용되는 전통 음식 중 하나가 곶감이다. 감을 말리는 과정에서 검정색으로 되고 표면에는 당분이 묻어나 흰색이다. 소비자가 검정색 보다 붉은색을 선호하고 흰색을 곰팡이로 오해하자 화학첨가제가 들어갔다. 건조 과정 중에 황을 연소해 이산화황을 표면에 묻게 한다. 미생물 활동을 막아 붉은색으로 만들었다. 이산화황은 침과 반응하면서 나쁜 물질이 나온다. 기관지나 위가 약한 경우 매우 해롭다. 유해성이 밝혀져 전통방식으로 자연 건조하는 곶감이 특산물로 다시 나오기 시작했다. 소비자가 현명한 선택을 하면 식품업자도 좋은 식품을 생산한다.

최대한 화학첨가제를 안 먹기 위해서는 원재료명의 함량이 높은 음식을 사야 한다. 그만큼 다른 물질이 덜 들어간다. 원재료가 낮으면서 성분이 복잡하고 이름 모를 긴 성분들이 있는 제품은 피한다. 통조림에 들어 있는 기름이나 물은 버려야 한다. 라면의 경우 면을 처음 끓인 물은 버리고 새로 뜨거운 물을 부어 끓여 먹는 게 좋다. 햄, 소시지, 어묵은 조리하기 전 뜨거운 물에 살짝 데친 후 헹구어 조리한다. 단무지는 찬물에 5분 이상 담궈 놓으며 두부는 여러 번 헹구어 조리

한다. 항산화 물질이 있는 채소를 곁들여 먹는 습관을 가져야 한다.

　화학첨가제가 무서운 이유는 장기간 혼합 섭취 시 발생하는 문제를 아무도 모른다는 것이다. 사용하다 안정성에 문제가 생겨 금지조치가 내려진 첨가제도 많다. 더욱 문제는 이미 발암물질인 것이 확인되었는데도 사용이 일반화되어 금지조차 하지 못하는 화학첨가제가 많다는 점이다. 화학첨가제는 몸의 호르몬 분비와 작동을 교란한다. 배출이 잘 안 되어 지방조직에 쌓이면서 비만을 불러온다. 적정 체중을 찾는 세트포인트를 올려 계속 살이 찐다. 배출되지 못한 독소들은 질병을 유발한다. 평소에 가공식품 섭취를 최대한 줄여야 한다. 가장 좋은 방법은 유기농으로 재배된 동물성 식품과 채소·과일식을 하는 것이다.

설탕을 피하라

설탕의 진짜 얼굴

유튜브 인기 콘텐츠 중 하나가 많은 양의 음식을 혼자서 먹는 방송이다. 티비 채널 역시 먹거리에 관한 프로는 꼭 있다. 요리 방송에서 설탕을 많이 넣는 장면이 나오기도 했다. 설탕의 유해성이 알려지면서 예전만큼 보기는 어렵다. 다양한 음식들이 나오지만 공통적으로 들어가는 것은 설탕이다. 인기 있고 맛있게 보이는 음식은 단맛을 내며 대부분은 설탕이 들어간다. 정제 설탕이 어떻게 만들어지는지 먹고 나서 우리 몸에서 어떤 반응을 일으키는지 알고 나면 일부러 더 넣어 먹지는 않게 된다. 설탕을 대체 할 수 있는 것은 천연 과당인 채소 과일뿐이다.

설탕 제조 과정

설탕은 사탕수수를 원료로 만든다. 정제 설탕과 비정제 설탕으로 나눈다. 사탕수수에서 당밀을 원심분리기로 제거하는 데서부터 시작한다. 정제는 여러 불순물을 제거해 설탕 자체만을 얻는 것이다. 백미와 현미의 가공 정도로 이해하면 쉽다. 당밀만을 제거한 것이 원료당이다. 원료당을 여러 과정의 정제과정을 거친 것이 백설탕, 황설탕, 흑설탕이다. 비정제 설탕인 마스코바도는 필리핀의 네그로스 섬에서 전통방법으로 만든다. 화학적, 물리적인 과정을 하지 않은 함밀당으로 유기농 설탕으로 이해하면 된다. 설탕이 혈당을 빨리 올려 인슐린 분비를 촉진하는 것은 정제과정에서 각종 미네랄과 비타민 등 영양소가 파괴되기 때문이다.

사탕수수를 여러 번 정제해 각종 영양분을 파괴하는 이유는 단순하다. 많은 설탕을 얻어 비용을 낮출 수 있기 때문이다. 필리핀의 설탕 전통방식도 대량 설탕공장에 의해 사라져가다 다시 유기농을 찾는 세계 각지의 수요에 맞추어 생산되기 시작했다. 마스코바도 설탕은 단백질과 칼슘, 인, 철분, 마그네슘, 칼륨 성분이 정제 설탕보다 많이 함유되어 있다. 특히 칼륨의 경우는 꿀보다 8배가 많다. 얼마 전까지만 해도 직접 구하기가 어려웠다. 지금은 인터넷으로 쉽게 주문할 수 있다. 마스코바도 역시 당은 똑같이 높으므로 안 먹는 게 가장 좋다.

정제 설탕의 과정이 얼마나 유해하기에 5백년 전통방식의 마스코바도 설탕이 세계적으로 수출을 하게 됐는지 살펴볼 필요가 있다. 인간의 몸은 탄수화물을 포도당으로 전환해 에너지를 얻는다. 포도당은 과일에 들어 있는 천연 과당의 형태가 가장 좋다. 과당이 몸에 들어오면 포도당으로 전환되어 사용되고 남는 포도당은 간에서 글리코겐으로 저장된다. 오랜 시간 과일을 먹고 생존한 인간이 단맛을 좋아하는 이유다. 문제는 단맛을 내기 위해 인위적으로 만든 설탕으로 생긴다.

설탕의 유해성

자연 당에는 무기질인 미네랄과 각종 비타민, 단백질 등이 들어 있다. 정제 설탕은 사탕수수를 수확한 다음 잘게 쪼개서 액체형태로 만든 다음 열을 가하며 추출한다. 사탕수수즙을 원심분리기로 당밀을 분리한다. 알갱이 형태가 되면 잔여물을 완전히 제거한다. 이 과정에서 단백질, 비타민, 효소, 칼슘, 인, 철분, 마그네슘, 칼륨 등 60여 가지가 넘는 성분이 소멸되거나 파괴된다. 7백만 년 동안 먹던 완전 과당이 아닌 독극물에 가까운 설탕이 들어오면서 몸은 비상사태가 된다. 입은 달지만 몸은 엄청난 쓴맛을 본다. 설탕을 먹으면 치아가 썩는 이유는 뼈에서 칼슘을 가져와 부족함을 채우기 때문이다. 관절염과 골다공증이 생기는 것은 당연하다.

몸이 토할 정도의 독극물이 아니기에 자체적으로 독성을 중화시키기 위해 많은 에너지와 영양분이 소모되는 것이 설탕이다. 설탕이 갖고 있는 인공 과당과 과일에 들어 있는 천연 과당의 차이는 엄청나다. 영양학은 여전히 두 개념을 같게 취급한다. 우리 몸에서 작용하는 기전이 이렇게 다른데도 과일의 과당을 설탕처럼 많이 먹으면 위험하다는 조언을 한다. 현실에서 설탕을 매일 섭취하는 것처럼 과일을 먹으면 우리는 질병을 예방할 수 있다. 천연 과당과 각종 영양소를 갖고 있는 채소·과일의 힘이다. 과일의 천연 과당은 안전하다.

설탕의 하루 권장 섭취량은 25g이다. 각설탕 1개가 3g으로 콜라 500ml 한 캔에 각설탕 약 8개가 들어간다. 외식을 하는 경우 설탕을 과도하게 섭취하게된다. 우리가 얼마나 많은 설탕을 인식하지 못한 채 먹는지 실감이 되는가? 유아 전문 식품들을 보면 유기농 설탕 표기가 되어 있다. 마스코바도 설탕처럼 일반 설탕보다 조금 덜 해롭다 정도다. 무설탕 음료는 설탕보다 더 치명적인 화학첨가제가 들어간다. 설탕 함량을 50% 낮춘 요구르트는 여전히 설탕 덩어리다. 몸에 좋은 자연 당은 채소 과일밖에 없다는 점을 명심하자.

설탕을 대체하는 방법

황설탕이나 흑설탕이 몸에 더 좋은 제품으로 인식되던 시절도 있었다. 백설탕에 카라멜 색소나 당밀을 입힌 것이 황설탕이다. 흑설탕은 당밀을 분리하지 않은 함밀당과 시럽 형태의 색소를 입힌 두 가지 종류가 있다. 일반적으로 마트에서 접하는 백설탕, 황설탕, 흑설탕은 큰 차이가 없다. 색소가 안 들어간 제품이 차라리 낫다. 가장 좋은 것은 천연 과당인 과일로 설탕 대신 쓰는 것이다. 사과, 파인애플, 양파를 갈아서 얼음 형태로 얼려 사용하면 된다. 이 방법으로 설탕을 완전히 끊고 당뇨에서 벗어난 사례가 아주 많다.

설탕 대신 올리고당, 물엿, 조청, 매실청, 메이플 시럽, 꿀 등을 요리에 사용한다. 싸구려 액상과당을 사용하는 것보다는 좋다. 커피나 음료에 넣는 것이 액상과당이다. 액상과당은 유전자 변형이 된 옥수수가 주원료다. 이외에도 스테비아, 에리스리톨, 알룰로스, 프락토 올리고당이 설탕 대체품으로 나온 대표 감미료다. 모두 화학첨가제에 해당한다. 안전한 화학물질은 없다. 단맛이 들어간 가공식품을 줄여야 한다. 채소·과일식을 통해 천연 단맛에 입맛을 길들여야 한다. 짜고 맵고 달게 먹는 음식에서 모든 질병이 시작됨을 기억하자.

인공당인 설탕은 자연당인 과일로 대체해야 한다. 설탕을 많이 섭취하면 지방간이 생긴다. 과일도 많이 먹으면 간에 기름이 낀다는 말을 하기도 한다. 식후의 잘못된 과일 섭취로 인한 것이다. 과일 그 자체로 인한 것이 아니다. 생각해 보라. 7백만 년을 과일을 주식으로 삼으며 진화해온 호모사피엔스 종이 모두 지방간을 갖고 있다가 간암으로 죽지 않았다. 과일이 주식이 아닌 디저트화되면서 생긴 문제이다. 식전 과일은 약이지만 식후 과일은 독이라는 말이 나온 것이다.

과일은 반드시 식전이나 공복에 먹어야 한다는 것이 이 책의 핵심 메시지 중 하나다. 식후 과일은 발효가 되어 몸 안에서 부패가 되고 독소와 노폐물을 만들기 때문이다. 설탕은 발효가 무조건 된다. 고기 절임, 튀긴 음식, 음료, 사탕, 과자, 김치, 나물 등 모든 음식에 들어간다. 설탕과 음식들이 발효되어 몸은 산성화된다. 인슐린 저항성으로 비만이 된다.

식이섬유가 전혀 없어 설탕을 먹을수록 허기가 생겨 다른 단 음식을 계속 찾는다. 혈관을 막히게 해 각종 혈관질환을 야기한다. 설탕과 함께 가공식품에 쓰이는 각종 화학첨가제가 만나면 그 부작용은 더욱 커진다. 질병을 예방하고 회복하기 위해서는 설탕에서부터 멀어져야 한다.

채소·과일식의 기본지식

채소 · 과일식의 구체적인 종류

　발효음식이 많은 우리 민족의 식단은 건강하다. 김치, 된장, 청국장 등 식사에서 자주 접하는 유용한 음식이다. 모두 발효음식에 해당한다. 육류와 인스턴트 위주의 서양 식단이 들어오면서 문제가 생겼다. 정제 설탕과 정제 소금, 화학첨가제가 우리 고유의 음식들에 들어가면서 더 이상 살아 있는 음식의 역할을 못하고 있다. 다이어트를 통해 건강을 회복하고자 한다면 채소·과일식을 해야 한다. 설탕과 소금 섭취를 줄일 수 있는 채소·과일식을 할 때 먹으면 좋은 것들과 알아두면 좋은 것들에 대해 살펴보자.

다이어트 중에 먹으면 좋은 채소들

　채소는 당질이 거의 없어 안심하고 많이 먹어도 된다. 생김새에 따라 당질 함량도 늘어나는 특징이 있다. 녹색잎 채소의 경우는 다른 색보다 당질이 낮다. 우리가 쉽게 챙겨 먹을 수 있는 것들로 이해하자. 채소와 해조류는 당질이 1g 미만이다. 쌈 채소인 상추, 깻잎, 배추, 양배추, 케일, 치커리, 청경, 명이나물, 시금치, 곤드레, 부추, 미나리, 근대가 여기 해당 한다. 해조류는 미역, 미역 줄기, 김, 톳, 매생이, 파래를 먹자. 콩나물, 고사리, 고구마 줄기, 숙주나물도 당질이 1g 이하다.

당질이 5g 이하인 채소에는 오이, 가지, 고추, 애호박, 대파, 아스파라거스가 있다. 버섯도 해당된다. 당질이 6~8g 정도인 채소는 토마토, 파프리카, 피망이 있다. 배불리 먹어도 콜라 한 캔에 든 당질보다는 적으니 안심하고 먹자. 당질이 10g 내외인 채소에는 뿌리채소가 있다. 마늘, 양파, 생강, 당근, 연근, 도라지다. 많이 먹기가 어려워 편히 먹어도 된다. 당근의 경우 지용성 비타민인 베타카로틴이 풍부하다. 기름에 바로 볶기 전에 물에 먼저 익힌 뒤 기름을 두르고 먹으면 흡수율도 높고 풍미도 풍부해진다. 당근의 카로틴 영양분은 주로 껍질에 들어 있다. 깨끗이 씻어 껍질째 먹으면 좋다. 세척된 당근보다 흙당근을 사서 먹자.

당질이 없고 비타민, 무기질, 항산화 물질까지 풍부해 다이어트에 좋은 것이 채소. 채소 중에 당질이 30g 내외인 녹말 음식은 양 조절을 신경써야 한다. 고구마, 감자, 옥수수, 단호박이다. 가장 단맛이 나서 과일 주스와 먹으면 많이 먹게 되어 주의해야 한다. 채소·과일식을 하면서 살이 찌고 싶은 경우에 많이 챙겨 먹으면 좋다. 과일이나 과일 주스를 먼저 먹고 녹말 음식을 먹는 습관을 갖자. 녹말 음식은 가장 몸에 좋은 탄수화물이다. 채소는 유기농 채소를 구입하면 좋다. 흐르는 물에 잘 씻어 즐겁게 먹자. 채소는 챙겨먹을수록 좋은 음식이다.

비타민 섭취에 좋은 채소를 종류별로 알아두자. 비타민 A를 섭취하려면 깻잎, 고추, 당근, 김을 먹자. 비타민 B는 녹색 잎채소에 많이 들어 있다. 브로콜리, 시금치, 깻잎, 상추, 미역을 먹자. 비타민 C는 양배추, 파프리카, 피망, 브로콜리, 시금치를 먹자. 비타민 D는 버섯류에 풍부하다. 비타민 E와 K는 견과류와 식물성 기름을 통해 얻는다. 1년 동안 필요한 비타민의 양은 다 합쳐도 새끼 손톱만하다. 실제 기본 1년에서 최대 5년까지의 비타민 영양소를 우리 몸은 비축할 수 있다. 비상사태를 위함이다. 채소·과일식을 통한 섭취를 할 때 배출이 자유로워 몸에 독소로 남지 않는다. 종합비타민제의 과잉 섭취가 독이 되는 이유다.

다이어트 중에 먹으면 좋은 과일들

과일을 많이 먹어 살이 찔까 걱정되면 단맛에 따라 구별해 먹을 수 있다. 단맛이 적은 과일은 베리류가 있다. 딸기, 블루베리, 블랙배리, 라즈베리 등이다. 레몬, 자몽, 아보카도는 단맛이 적은 과일들이다. 그 중 토마토를 효과적으로 먹는 방법은 호두를 함께 먹는 것이다. 토마토의 중요한 항산화 성분인 라이코펜은 지용성 비타민이다. 기름에 녹는 비타민으로 오일과 함께 섭취하면 흡수율이 높아진다.

토마토 자체만 먹으면 흡수율이 4%를 넘지 못한다. 지방이 많이 함유된 호두와 함께 섭취하면 지방분해효소로 인해 토마토의 라이코펜 성분을 100% 흡수할 수 있다.

껍질째 먹을 수 있는 단 과일이다. 사과, 귤, 청포도, 배, 복숭아, 자두, 체리 등이다. 껍질째 먹어야 당 흡수를 억제해준다. 여기까지의 과일들은 당 함량 걱정 없이 마음껏 먹어도 된다. 바나나는 껍질이 35%를 차지하지만 버려지는 경우가 많다. 바나나도 껍질에 영양소가 많다. 침팬지는 바나나 껍질까지 다 먹는다. 유기농이 아닌 바나나는 본능적으로 껍질을 벗기고 알맹이만 먹는다. 껍질까지 먹고자 하면 유기농 바나나를 먹으면 더 좋다. 비유기농 바나나도 물에 담그고 베이킹소다와 식초를 넣어 5분 후 문질러 잘 씻어 먹으면 된다. 믹서기에 껍질째 넣어 스무디로 먹는 것도 좋은 방법이다.

달지만 껍질째 못 먹는 과일들은 적당량을 먹으면 좋다. 수박, 포도, 참외, 멜론, 파인애플 등이다. 제철 과일로 여름에는 수박을 수분 섭취를 위해 먹으면 에너지와 수분 보충에 좋다. 포도는 여름 보약 과일이다. 과일의 당은 다른 무기질과 영양소들과 함께 들어와 혈당을 급격하게 올리지 않는다. 후식이 아닌 식전과 공복에 먹는 것이 중요하다. 통조림에 든 과일은 절대 먹지 않도록 한다. 과일을 주식으로 호모사피엔스가 생존했음을 기억한다면 과일로 인해 살이 찔 것을 두려워하지 않아도 된다.

채소·과일식으로 식단을 구성한 경우 별도의 소금 섭취는 필요하지 않다. 인체는 하루 50mg의 나트륨이 필요한데 채소, 과일, 녹말 음식만 먹어도 200~500mg 정도를 섭취한다. 세계보건기구의 나트륨 하루 권장섭취량은 2g으로 소금은 5g이다. 나트륨은 칼슘을 배출시킨다. 칼슘은 흡수율이 낮다. 짜게 먹으면 어렵게 흡수한 칼슘을 배출시키는 부작용이 생긴다. 짬뽕 한그릇에 4g의 나트륨을 먹는다. 한식은 국물이 많아 나트륨 섭취가 많다. 채소·과일식을 하면 정제 소금이 아닌 천연 소금을 먹을 수 있다. 과일을 먹게 되면 설탕뿐만 아니라 소금 과다 섭취로 오는 질병에서도 자유로워질 수 있다.

그 밖에 먹을 때 알아두면 좋은 것들

식물성 기름을 많이 섭취 안 해야 하는 이유는 유전자 조작이다. GMO 원료 미사용이라는 안내를 가공식품에서 종종 볼 수 있다. 미국에서 시작된 유전자 조작은 옥수수, 사탕수수, 감자, 콩, 캐놀라 등의 농작물에서 많이 이루어지고 있다. 옥수수의 경우 직접 섭취보다 사료로 먹이면서 문제가 된다. 유전자 조작된 옥수수를 사료로 먹는 가축을 먹었을 때 광우병처럼 더 위험할 수 있다. 옥수수는 거의 모든 가공식품에 들어간다. 식물성이라도 압착한 기름은 혈관을 막게 한다. 동물성 기름과 마찬가지로 식물성 기름도 제한을 해야한다.

챙겨 먹으면 좋은 기름은 올리브유, 아보카도 오일, 코코넛 오일, 견과류다. 버터에서 단백질과 수분을 제거한 순수지방인 기버터도 좋다. 트랜스지방이 높은 마가린 대신 기버터를 사용하자. 기버터는 산화가 잘 안되어 볶음 요리에 사용하면 좋다. 홍화유와 해바라기유는 쉽게 산화해서 안 먹는 게 좋다. 캐놀라유, 옥수수유, 면실유, 아마씨유, 땅콩기름, 콩기름은 기본으로 멀리해야 할 식물성 기름이다. 올리브유, MCT(중쇄 지방산)오일, 코코넛 오일은 염증을 줄여준다. 공액리놀레산이라 불리는 천연 트랜스 지방이 있다. 버터에 들어 있는 유일하게 먹어도 되는 트랜스 지방이다.

필수 아미노산처럼 지방도 체내에서 합성이 안 되어 음식으로 섭취 해야 하는 필수 지방산이 있다. 필수 지방산은 견과류나 콩류를 통해 얻을 수 있다. 정제 가공한 식용유에는 오메가6, 오메가3, 오메가9, DHA 등 특정 성분만 농축되어 있다. 필수 영양분이 골고루 들어 있는 음식으로 섭취하자. 아몬드, 호두, 캐슈넛, 브라질넛, 피칸, 헤이즐넛, 마카다미아, 은행 등을 먹으면 충분하다. 견과류는 굽거나 볶을 때 소금을 쓰지 않았는지 확인하자. 소금, 설탕, 첨가제가 들어가지 않는 제품을 먹는 것이 중요하다.

커피 대신 녹차를 마시는 사람들이 늘고 있다. 자연 상태의 녹차잎을 통해 건강을 챙기고자 함이다. 차는 잎을 직접 우려 먹는 게 가장 좋다. 문제는 찻잎을 우려 먹지 않고 분말로 만들어 먹으면서 생긴다. 녹색 잎채소들을 분말 가루로 만들 때 알루미늄이 과도하게 섭취된다. 티백의 경우 뜨거운 물에 담그면 초미세플라스틱이 수십억 개 이상이 나온다. 알루미늄은 여성의 에스트로겐 호르몬에 영향을 준다. 유방암 환자의 경우 찻잎이 분말 상태로 뿌려진 케이크, 빵, 과자, 아이스크림 등도 먹어서는 안 된다.

채소와 과일은 당질에서 자유롭게 먹어도 된다. 먹는 순서와 시기가 중요하다. 후식이 아닌 식전, 공복에 반드시 먹자. 채소의 경우는 녹말 음식인 고구마, 감자, 옥수수, 단호박은 적정량을 먹도록 신경 쓰자. 채소·과일식을 할 때 살이 찌고 싶은 경우 활용하면 좋다. 과일의 경우 수박, 파인애플, 포도, 멜론 등이 당 함유량이 높다. 채소·과일식을 하면 정제 설탕과 정제 소금의 부작용에서 벗어날 수 있다. 소금의 과도한 섭취를 막아 칼슘 배출을 억제한다. 식물성 기름은 올리브 오일, 코코넛 오일, 아보카도 오일, 견과류 섭취를 많이 해주자.

영양성분표의 비밀

자연식이 아닌 가공식품은 법률로 식품에 대한 영양성분표를 표기하게 되어 있다. 우리나라는 1995년도에 도입되어 지금은 건강기능식품의 표시기준까지 시행되고 있다. 기본적으로 열량, 나트륨, 탄수화물, 당류, 지방, 트랜스 지방, 포화지방, 콜레스테롤, 단백질 8가지가 들어간다. 칼슘, 식이섬유, 비타민, 알룰로오스처럼 제품의 특징에 맞는 영양정보가 하나씩 자율적으로 더 들어가기도 한다. 제품정보 옆에는 1일 영양성분 기준치에 대한 비율이 표기되어 있다. 영양성분표를 제대로 이해할 때 보다 몸에 덜 나쁜 가공식품을 고를 수 있다.

칼로리, 지방, %, 당류는 무시하자

영양성분표에서 우선 무시할 것은 칼로리다. 다이어트에 있어서 칼로리는 아무 의미가 없음을 앞 관련 목차를 통해 충분히 이해했다. 칼로리가 낮은 제로 콜라와 칼로리가 높은 저지방 우유 중 어느것이 몸에 더 나쁜지 생각하면 된다. 지방과 1일 영양성분 비율인 %도 무시하자. 특히 %는 평균 섭취량으로 되어 있어 기준이 높다. 마음껏 먹었다가는 비만이 된다. 우리가 가장 주의 깊게 봐야 할 것은 탄수화물, 트랜스 지방이다. 정제당 설탕이 얼마나 들어갔는지와 돌연변이 지방인 트랜스 지방의 유무다. 당류도 무시해야 한다. 그 이유를 이해하기 위해서는 탄수화물을 기본으로 당류, 당분, 당질의 개념을 먼저 알아야한다.

영양성분표에서 탄수화물은 당질과 식이섬유를 합친 것이다. 식이섬유는 좋은 영양소로 제품에 포함이 되어 있으면 자랑을 하기 위해 보통은 적는다. 당질은 단어 그대로 당으로 구성될 물질이다. 우리가 기억해야 할 가장 나쁜 영양성분은 당질이다. 탄수화물에서 식이섬유를 뺀 나머지가 당질로 비만의 주범이다. 다음이 헷갈리는 용어로 당류다. 대부분 가공식품에 당질이 아닌 당류로 쓰여 있다. 당류는 당질의 한 종류로 당질에 포함된 개념이다. 당류는 설탕, 과당, 유당, 맥아당 등 단순당으로 당질이 당류보다 훨씬 큰 개념이다.

당류 역시 몸에 좋지 않은 물질인 것은 변함이 없다. 식품회사가 당질이 아닌 당류를 적은 것은 당질이 제품에 훨씬 많이 포함되어 있기 때문이다. 이제 당류를 무시해야 한다는 말을 이해했는가? 당류는 식품회사가 소비자를 기만하는 꼼수에 불과하다. 진짜는 당질이다. 당질을 확인하는 방법은 탄수화물과 식이섬유만 보면 된다. 식이섬

건강과 다이어트를 동시에 잡는 7대 3의 법칙 채소·과일식

유가 없으면 표기가 안 되어 있다. 탄수화물이 곧 당질이다. 탄수화물 양이 제품에 설탕 덩어리가 들어가 있는 양으로 생각하면 된다. 마치 탄수화물은 몸에 좋고 당류만 몸에 나쁜 설탕이 조금 들어 있는 것처럼 착각을 일으키는 표기법이다. 식이섬유는 의무사항이 아니어서 표기를 안하는 경우도 있다.

당류, 당질, 탄수화물을 이해하자

더 세부적으로 차이를 익혀보자. 제품에 '당류 제로'라고 쓰여 있어도 '당질 제로'는 아닐 수 있다. 당질은 단당류, 이당류, 다당류, 당 알코올, 인공 감미료가 다 포함된다. 당류가 당질에 포함되는 하위 개념이다. 이당류에는 화학첨가제인 스크로오스, 엿당이 있다. 다당류에는 셀루로오스나 전분이 해당된다. 우리나라에서는 당분 제로라는 말은 잘 쓰지는 않는다. '당분 제로' 역시 '당질 제로'는 아닐 가능성이 높다. 제품 앞에 '설탕 무첨가'라고 해서 당질이 안 들어간 게 아닌 것을 이해했을 것이다.

다시 한 번 정의 내리면 탄수화물 자체가 당질과 거의 똑같다. 당류, 당질, 식이섬유 개념이 혼동될 수 있다. 간단히 기억하자. 탄수화물이 포도딩의 원료가 된다. 탄수화물이 곧 당이다. 가공식품에서 탄수화물이 설탕과 같다고 이해해도 된다. 영양성분표에 들어간 당류 수치는 그냥 탄수화물에 포함된 것이다. 탄수화물과 당류 수치가 같을 때도 있다. 대부분 탄수화물이 당류보다 수치가 크다. 탄수화물에서 당류를 빼서 생각하면 안된다. 이마저도 헷갈리니 그냥 당류는 무시하자. 음료수의 경우 지방, 포화지방, 트랜스지방, 콜레스테롤, 단백질은 거의 0g이다.

대표적인 매운 라면의 경우 탄수화물은 79g으로 적혀있고 당류가 4g이다. 라면에는 당이 조금 들어 있다고 생각한 이유다. 라면은 짠 것만 문제가 아니라는 뜻이다. 냉동만두에 탄수화물은 38g 당류는 0g이면 당질이 38g이다. 대형 햄버거 가게에 가면 메뉴판에 영양성분표를 걸어놓는다. 자세히 살펴보면 탄수화물 표기 없이 당류만 쓰여있다. 몸에 안 좋은 당질의 양을 숨기기 위한 전형적인 꼼수다. 항상 당류가 아닌 당질의 양을 확인해야 한다. 양보다는 질이 중요하다로 기억하자. 탄수화물이 곧 당질이다.

원재료명도 확인하자

지방의 경우 포화지방과 콜레스테롤은 과자와 초콜릿은 일정량이 표기된다. 함량보다는 어떤 재료가 사용되었는지가 중요하다. 제품에 원재료명을 통해 확인할 수 있다. 절대 먹으면 안된다고 언급했던 트랜스지방의 원재료를 기억해두면 좋다. 마가린, 쇼트닝, 식물성 버터, 식물성 크림, 경화유, 가공 버터, 가공 유지, 가공유 크림 등이다. 대부분 과자나 초콜릿에 들어가 있다. 나쁜 지방인 포화지방은 동물성 가공육 제품인 소시지, 햄과 라면, 마요네즈, 버터, 크림, 팜유 등의 가공식품이 해당된다. 몸에 좋은 가공식품은 없다.

트랜스지방 제로라고 하는 것은 무알코올 맥주가 실제로는 소량의 알코올이 들어 있는 것과 같다. 트랜스 지방 함량이 0.2g 미만인 경우 0으로 표시가 가능하다. 트랜스 지방을 표기하는 경우 보통 0.5g 미만으로 표기한다. 튀긴 가공식품들이 많이 해당된다. 유의할 식품 중 멸균처리를 해 실온 보관이 가능한 팩에 든 우유다. 트랜스 지방 함유가 0.5g 미만으로 표기된 것을 확인할 수 있다. 몸에 좋다고 챙겨 먹는 우유인데 트랜스 지방을 함께 먹을 필요는 없다.

제로 슈가와 제로 칼로리를 광고하는 다이어트 탄산음료의 경우는 탄수화물과 당류 모두 0g이다. 설탕 대신 수크랄로스, 아세설팜칼륨, 아스파탐이라는 감미료를 사용했기 때문이다. 화학첨가제가 설탕보다 결코 안전하고 건강에 좋기 때문에 사용한 것이 아니다. 비용이 훨씬 절감되고 중독성은 더욱 강력해 기업의 매출에 도움을 준다. 인간의 몸에 안전한 화학첨가제는 절대 없다. 광고 문구와 영양성분표에 속지 않는 지혜를 갖자. 원재료명이 어려운 화학첨가제로 가득 찬 가공식품은 멀리하자.

영양성분표를 이해하고 나면 드는 의문이 있을 것이다. 왜 처음부터 탄수화물과 당질을 같은 개념으로 사용해 쉽게 표기하지 않을까? 제약회사와 식품회사는 아주 오랫동안 입법에 관여를 해왔다. 미국의 경우 로비가 합법적이다. 건강에 직접적인 영향을 주는 식품조차도 절대 소비자 중심이 아닌 것을 이해해야 한다. 이럴수록 우리는 자연으로 돌아가야 한다. 인공 당과 화학첨가제 걱정 없이 마음껏 먹을 수 있는 음식이 있다. 영양성분표가 필요 없는 모든 영양소가 골고루 있는 유일한 살아 있는 음식이 있다. 채소·과일식이다. 채소·과일식을 70%, 가공식품을 30%로 식단관리를 하자. 매일 노력만 해도 우리의 몸은 많은 긍정적인 변화가 온다.

포기하지 말고 매일
단 하나의 방법이라도 실천하자

나는 관상동맥조영술까지 받고 병원을 쫓아다니며 여러 검사와 약을 먹던 경험이 있다. 어느 병원에서도 알려주지 않던 이 책의 내용들을 그때 알았더라면 좋았을 것이다. 많은 이들이 나와 같은 과오를 범하지 않고 특히 암에 걸렸을 때조차도 포기하지 않길 바라는 마음으로 책을 집필했다. 여러분도 늦지 않았다. 여기까지 책을 읽은 것만으로도 앞으로 삶의 많은 변화가 오리라고 확신한다. 자신의 몸을 믿으시라. 인간의 몸은 결코 허약하지 않다. 7백만 년이라는 긴 시간 동안 살아남은 탁월한 유전자의 결정체가 내 자신임에 대해 자부심을 가져도 좋다.

이 책을 읽고 난 뒤 가장 쉽게 매일 실천 할 수 있는 방법이다. 아침은 과일 또는 과일 주스만 먹는 것이다. 우유와 빵, 우유와 시리얼은 절대 금물이다. 아침밥 역시 현미밥보다는 채소·과일식으로 하는 것을 권한다. 저녁 8시부터 다음날 아침 8시까지 최소 12시간은 물만 마시며 공복을 유지해야 한다. 몸 안에 독소와 노폐물을 배출하는 시간이기 때문이다. 체중감량을 집중적으로 하고자 할 때는 최소 14시간 이상 공복을 유지해야 한다. 그렇게 할 때 지방을 태우는 몸으로 바뀐다.

이 책에서 7:3의 법칙은 두 가지다. 70%와 30%의 비율을 채소·과일식과 통곡물로 유지하는 완전 채식주의다. 채식주의자가 아니면 실천하기에는 한계가 있다. 현실적으로 70%는 채소·과일식과 통곡물을 먹고 30%만 가공식품을 먹자. 동물성 식품(고기, 생선, 우유, 치즈, 버터, 요구르트, 요거트 등)을 최소화해야 한다. 술과 고기를 많이 먹는 한주에 일요일은 반드시 과일 또는 과일 주스만 섭취해 몸을 회복시키자.

맥주와 치킨을 먹고 다음날 죄책감에 간 기능개선 건강기능식품을 먹지 말자. 간을 더 힘들게 할 뿐이다. 건강기능식품은 모두 화학제품이라는 것을 기억하자. 자연유래성분이라는 말에 속지 말자. 채소·과일식을 통해 몸에 쌓인 독소를 제거해주자. 독소청소를 하는 몸의 방어체계인 림프 시스템을 회복시키자. 림프 시스템의 역할이 제

건강과 다이어트를 동시에 잡는 7대 3의 법칙 채소·과일식

대로 될 때 암 예방과 완치도 될 수 있다. 화학요법은 절대 몸을 완치 시키는 방법이 아님을 명심하자.

몸의 통증과 염증반응은 자가치유 과정 중에 나타나는 자연스러운 증상으로 이해하자. 조금 아프다고 콧물이 난다고 열이 오른다고 해서 함부로 해열제, 진통제, 소염제를 먹어서는 안 된다. 약물은 인간의 자연면역력을 떨어뜨림을 명심하자. 모든 영양분은 채소·과일식에서 얻을 수 있다. 불안 심리를 자극하는 많은 건강 관련 정보들에 흔들리지 말자. 다른 좋은 화학제품을 찾지 말고 매일 채소·과일식을 챙겨먹는 7:3의 법칙을 꼭 지켜주길 바란다.

진정한 행복은 마음의 괴로움이 없는 상태다. 몸의 장애가 없어도 마음이 괴로우면 불행하다. 장애가 있더라도 마음이 편안하면 행복한 삶을 산다. 인생은 행복 속에 불행이 있고 불행 속에서도 행복이 있다. 모든 행복과 불행은 상황이 아닌 내 마음에서 결정됨을 깨달아야 한다. 뜻대로 되지 않는다고 포기하지 말고 지금 이 순간 다시 시작하자. 이 책이 올바른 식생활 습관을 만드는 데 도움이 되길 진심으로 바란다. 실천을 통해 건강을 회복하고 동시에 마음의 평온까지 올 것이다. 여러분의 건강하고 행복한 삶을 기원한다.

− 생활간에 있어 지키면 좋은 7대 3의 법칙 −

호흡(명상), 채소과일식(통곡물.견과류), 수면, 햇빛 쬐기, 맨발로 흙길 걷기, 봉사, 감사 기도 7가지에 집중하고 스트레스, 욕심(욕망), 집착(소비) 3가지 줄이기.

이를 통해 지속가능한 괴로움 없는 행복한 삶을 유지하기!!

- 《건강과 치유의 비밀》, 안드레아스 모리츠 지음/정진근 옮김/에디터
- 《과식의 심리학》, 키마 카길 지음/강경이 옮김/루아크
- 《구석기 다이어트》, 로렌 코데인 지음/강대은 옮김/황금물고기
- 《그릿》, 앤절라 더크워스 지음/김미정 옮김/비즈니스북스
- 《기적의 건강법》, 서효석 지음/편강
- 《나는 뇌입니다》, 캐서린 러브데이 지음/김성훈 옮김/행성B이오스
- 《나는 질병없이 살기로 했다》, 하비 다이아몬드 지음/강신원 옮김/사이몬북스
- 《내 몸 다이어트 설명서》, 마이클 로이젠, 메멧 오즈 지음/박용우 옮김/김영사
- 《늦어서 고마워》, 토머스 프리드먼 지음/장경덕 옮김/21세기북스
- 《다이어트 불변의 법칙》, 하비 다이아몬드 지음/강신원 김민숙 옮김/사이몬북스
- 《다이어트 진화론》, 님세희 지음/민음인
- 《당질 제한식 다이어트》, 에베 코지 지음/이근아 옮김/이아소
- 《먹어서 병을 이기는 법》, 윌리엄 리 지음/신동숙 옮김/흐름출판

- 《모든 출산은 기적입니다》, 정환욱과 자연주의 출산 엄마 아빠들 지음/샨티
- 《밀턴 에릭슨의 심리치유수업》, 밀턴 H. 에릭슨 지음/문희경 옮김/어크로스
- 《뱃살이 쏙 빠지는 식사법》, 에베 코지 지음/김은혜 옮김/더난콘텐츠
- 《불교 음식학 – 음식과 욕망》, 공만식 지음/불광출판사
- 《비타민제 먼저 끊으셔야겠습니다 : 아무도 말하지 않는 건강기능식품의 진실》, 명승권 지음/왕의서재
- 《빼지 말고 빠지게 하라》, 황성수 지음/사이몬북스
- 《사피엔스》, 유발 하라리/조현욱 옮김/김영사
- 《생약학》, 생약학교재 편찬위원회 저/동명사
- 《스마트 체인지》, 아트 마크먼 지음/김태훈 옮김/한국경제신문
- 《시간제한 다이어트》, 조영민,이기언,박지연,최지훈,이윤규 지음/아침사과
- 《쏘팟의 하나만 빼고 다 먹는 다이어트》, 이동훈(쏘팟) 지음/21세기북스

- 《아인슈타인이 말합니다》, 알베르트 아인슈타인, 앨리스 칼라프리스 지음/김명남 옮김/에이도스
- 《아침 과일 습관》, 류은경 지음/샘터
- 《안전한 예방 접종을 위하여 인권에 길을 묻다》, 미국 개인인권센터/바람
- 《약물학》, 한국약학대학협의회 약물학분과회 저/신일북스
- 《약에게 살해당하지 않는 47가지 방법》, 곤도 마코토 지음/김윤경 옮김/더난출판
- 《약용식물 활용법》, 배종진 지음/다차원 북스
- 《어느 채식의사의 고백》, 존 맥두걸 지음/강신원 옮김/사이몬북스
- 《예방접종 어떻게 믿습니까?》, 스테파니 케이브 지음/차혜경 옮김/바람
- 《예방접종이 오히려 병을 부른다》, 안드레아스 모리츠 지음/정진근 옮김/에디디
- 《요가난다, 영혼의 자서전》, 파라마한사 요가난다/김정우 옮김/뜨란
- 《의사에게 살해당하지 않는 47가지 방법》, 곤도 마코토 지음/이근아

옮김/더난출판

- 《의지력의 재발견》, 로이 F.바우마이스터,존 터어니 지음/이덕임 옮김/에코리브르

- 《인생 수업》, 법륜 지음/휴

- 《자연치유 불변의 법칙》, 하비 다이아몬드 지음/이문희 강신원 옮김/사이몬북스

- 《지방대사를 켜는 스위치온 다이어트》, 박용우 지음/루미너스

- 《지방이 범인》, 콜드웰 에셀스틴 지음/강신원 옮김/사이몬북스

- 《지식의 반감기》, 새뮤얼 아브스만 지음/이창희 옮김/책읽는 수요일

- 《철학의 위안》, 보에티우스 지음/이세운 옮김/필로소픽

- 《총, 균, 쇠》, 재레드 다이아모든 지음/김진준 옮김/문학사상사

- 《최강의 식사》, 데이브 아스프리 지음/앵글북스

- 《태초 먹거리》, 이계호 지음/그리시엄 소시에이츠

- 《평화로운 출산, 히프노 버딩》, 메리 몽간/ 샨티

- 《폭력 없는 탄생》, 프레드릭 르봐이예/예영커뮤니케이션

- 《플랜트 패러독스》, 스티븐 R.건드리 지음/이영래 옮김/쌤앤파커스

- 《한방병리》, 이종대 저/정담
- 《한방약리학》, 한방약리학편찬위원회/신일북스
- 《호모데우스》, 유발 하라리/김명주 옮김/김영사
- 《환자 혁명》, 조한경 지음/에디터
- 《17일 다이어트》, 마이크 모레노 지음/정윤미 옮김/국일 미디어
- 《1 : 9 다이어트는 운동 1할, 식사 9할》, 모리 다쿠로 지음/안혜은 옮김/이다 미디어
- 《4주 해독 다이어트》, 박용우 지음/비타북스

건강과 다이어트를 동시에 잡는 7대 3의 법칙

채소·과일식

초판 1쇄 발행 _ 2022년 10월 20일
초판 27쇄 발행 _ 2024년 9월 10일

지은이 _ 조승우

펴낸곳 _ 바이북스
펴낸이 _ 윤옥초
책임 편집 _ 김태윤, 박하원
책임 디자인 _ 이민영, 이정은
ISBN _ 979-11-5877-312-0 03510

등록 _ 2005. 7. 12 | 제 313-2005-000148호

서울시 영등포구 선유로49길 23 아이에스비즈타워2차 1005호
편집 02)333-0812 | 마케팅 02)333-9918 | 팩스 02)333-9960
이메일 bybooks85@gmail.com
블로그 https://blog.naver.com/bybooks85

책값은 뒤표지에 있습니다.
책으로 아름다운 세상을 만듭니다. ─ 바이북스

미래를 함께 꿈꿀 작가님의 참신한 아이디어나 원고를 기다립니다.
이메일로 접수한 원고는 검토 후 연락드리겠습니다.